Mohammed Abdel-Ghani
Hiroshi Suzuki

Estudos sobre a maturação in vitro de oócitos caninos

AF537208

Mohammed Abdel-Ghani
Hiroshi Suzuki

Estudos sobre a maturação in vitro de oócitos caninos

ScienciaScripts

Imprint

Any brand names and product names mentioned in this book are subject to trademark, brand or patent protection and are trademarks or registered trademarks of their respective holders. The use of brand names, product names, common names, trade names, product descriptions etc. even without a particular marking in this work is in no way to be construed to mean that such names may be regarded as unrestricted in respect of trademark and brand protection legislation and could thus be used by anyone.

Cover image: www.ingimage.com

This book is a translation from the original published under ISBN 978-3-659-88786-4.

Publisher:
Sciencia Scripts
is a trademark of
Dodo Books Indian Ocean Ltd. and OmniScriptum S.R.L publishing group

120 High Road, East Finchley, London, N2 9ED, United Kingdom
Str. Armeneasca 28/1, office 1, Chisinau MD-2012, Republic of Moldova, Europe
Managing Directors: Ieva Konstantinova, Victoria Ursu
info@omniscriptum.com

Printed at: see last page
ISBN: 978-620-8-55804-8

Copyright © Mohammed Abdel-Ghani, Hiroshi Suzuki
Copyright © 2025 Dodo Books Indian Ocean Ltd. and OmniScriptum S.R.L publishing group

Conteúdo

Abreviaturas

ARTs: assisted reproductive techniques

bFGF: basic fibroblast growth factors

BCM: bovine COCs conditioned medium

BGML: bovine granulosa monolayer

BSA: bovine serum albumin

CGML: canine granulosa monolayer

COCs: cumulus-oocyte complexes

Cox2: cyclooxygenase 2 (Cox2)

Dibutylryl cyclic adenosine monophosphate: dbcAMP

DMEM: Dulbecco's Modified Eagle's Medium

DMSO: dimethyl sulphoxide

eCG: equine chorionic gonadotrophin

EGF: epidermal growth factor

FCS: fetal calf serum

FSH: follicle stimulating hormone

GDF-9: growth differentiation factor-9

GJC: gap junctional communication

GV: germinal vesicle

GVBD: germinal vesicle break down

Has2: induced hyaluronan synthase 2

hCG: human chorionic gonadotropin

HTF: human tubal fluid medium

ICSI: intracytoplasmic sperm injection

IVC: in vitro culture

IVF: in vitro fertilization

IVM: in vitro maturation

LH: luteinizing hormone

MI: metaphase I

MII: metaphase II

PBS: phosphate-buffered saline

SD: standard deviation

SOF: synthetic oviductal fluid

VEGF: vascular endothelial growth factor

ZP: zona pellucida

Abreviaturas das unidades

°C: degree Celsius

%: percentage

Fig: figure

g: gram

ga: gauge

h: hour

IU: international unit

m: meter

mg: milligram

min: minute

mL: milliliter

mM: milimolar

μM: micromolar

μL: microliter

ng: nanogram

rpm: revolution per minute

RT: room temperature

s: second

UV: ultraviolet

v/v: volume in volume

w/v: weight in volume

Introdução geral

1. Técnicas de reprodução assistida em cães

O cão doméstico, durante milhares de séculos, tem servido como principal animal de companhia para o ser humano. Há milhões de famílias em todo o mundo que possuem um ou mais cães de companhia que, em alguns casos, também servem para ajudar a caçar, cultivar e até ajudar os deficientes, incluindo os cegos (Songsasen e Wildt 2007). Além de ser "o melhor amigo do homem", o cão doméstico também tem um papel histórico e crescente como modelo animal de pesquisa para o estudo de doenças humanas (Ostrander e Kruglyak 2000). Existem mais de 370 doenças genéticas caninas, muitas das quais se assemelham a doenças e patologias semelhantes que ocorrem em humanos. A conservação destes genótipos exige uma manutenção elevada, cuidados veterinários e uma criação intensiva (Kirkness *et al* 2003; Ostrander e Kruglyak 2000). No entanto, o que se ganha é uma série de genótipos caninos que são inestimáveis para o estudo dos mecanismos e da etiologia das doenças genéticas humanas, especialmente as doenças recessivas raras com heranças complexas que são difíceis de estudar nas populações humanas (Patterson 2000).

O conhecimento geral sobre o cão, em comparação com outras espécies, é, na melhor das hipóteses, rudimentar, especialmente no que respeita ao oócito. O oócito é um alvo particularmente importante porque a compreensão dos mecanismos que controlam a maturação e o desenvolvimento do oócito seria útil para desenvolver a reprodução assistida nesta espécie, especialmente a produção e transferência de embriões. No entanto, embora os investigadores tenham feito progressos significativos no mapeamento das sequências genómicas do cão, a comunidade científica tem sido curiosamente incapaz de melhorar as técnicas de reprodução assistida (ART), como a maturação in vitro (MIV), a fertilização in vitro (FIV) e a cultura in vitro (CIV) no cão (Concannon *et al* 1989; Tsafriri *et al* 1989). Este facto é parcialmente explicado pela falta de um número adequado de colónias de investigação acessíveis, pela falta de atenção da investigação e pelo número reduzido de laboratórios que estudam a biologia reprodutiva canina (Songsasen e Wildt 2007). Além disso, as caraterísticas particulares de singularidade fisiológica da fisiologia do oócito complicaram a adaptação dos conhecimentos biotecnológicos em comparação com outros animais domésticos. Ao contrário da maioria das espécies de mamíferos, em que o oócito completa a sua primeira divisão meiótica no folículo pré-ovulatório e os oócitos amadurecidos são ovulados e estão prontos para a fertilização no oviduto, a cadela doméstica ovula oócitos imaturos na fase de vesícula germinativa (VG) e os oócitos passam por um período de 48 a 72 horas de maturação pós-ovulatória nas regiões superiores do oviduto (Bolamba *et al* 2006; Gui e Joyce 2004; Kim *et al* 2005). Esta situação exige contramedidas para melhorar as ARTs nos canídeos. Foram feitas tentativas para melhorar as técnicas de reprodução assistida, incluindo a primeira inseminação artificial (IA) bem sucedida realizada num cão por Lazzaro em 1780, e a primeira descrição verdadeira de um óvulo de mamífero feita por Von Baer em 1827 foi de um oócito de um cão de companhia (Farstad 2000). A IA intra-uterina com sémen congelado provou, na maioria dos casos, produzir taxas de parto mais elevadas do que as inseminações intravaginais. Foi desenvolvida uma IA intra-uterina não cirúrgica utilizando um cistoscópio (Wilson 2001). Além disso, foi conseguida a produção bem sucedida de cachorros de cães domésticos após a transferência nuclear de células somáticas de oócitos maturados in vivo (Lee *et al* 2007) e após a transferência não cirúrgica de embriões criopreservados (Abe *et al* 2011). No entanto, não existe nenhum relatório sobre a produção de crias vivas a partir da transferência de embriões derivados de MIV/FIV ou FIV (Songsasen e Wildt 2007).

2. O ciclo reprodutivo da cadela

A cadela tem dois ovários que produzem os óvulos. Dentro dos ovários, os óvulos estão contidos em folículos que crescem em direção à superfície do ovário. Quando a hormona folículo-estimulante (FSH) e a hormona luteinizante (LH) da glândula pituitária começam a ser segregadas em grandes quantidades durante o início da maturidade sexual (6 a 8 meses), os ovários e os folículos dentro dos ovários começam a crescer (Andersen e Simpson 1973; Songsasen e Wildt 2007). Dentro destes folículos, as células da granulosa segregam estrogénio no fluido folicular que envolve o óvulo. Esta hormona é uma substância química biológica que produz efeitos fisiológicos e sociais/comportamentais na cadela que assinalam a sua prontidão para acasalar (Andersen e Simpson 1973; Holst e Phemister 1971).

Dois dias antes da ovulação, há um aumento na secreção de LH pela glândula pituitária, precedido por um rápido inchaço do folículo. Este pico de LH é de importância crítica porque na sua ausência, mesmo com os outros efeitos fisiológicos hormonais a ocorrer, a ovulação não ocorrerá (Songsasen e Wildt 2007; Wildt *et al* 1979). Além disso, o pico de LH faz com que as células do ovário passem a segregar progesterona em vez de estrogénio. Como resultado, há um aumento dos níveis de progesterona e uma diminuição dos níveis de estrogénio. No prazo de 2 dias após o pico de LH, o folículo atinge a superfície do ovário e rebenta, libertando assim o óvulo para uma cápsula que envolve o ovário. Este processo é designado por ovulação (Wildt *et al* 1979; Willingham-Rocky *et al* 2003).

A fisiologia reprodutiva da cadela doméstica é distinta da de outras espécies comuns, uma vez que a cadela geralmente não é sazonal e é monoéstrica, ovulando apenas uma ou duas vezes por ano, com um intervalo de 5 a 12 meses (Songsasen e Wildt 2007). Os estudos anteriores (Concannon *et al* 1989; Songsasen e Wildt 2007; Tsutsui 1989) classificaram o ciclo reprodutivo da cadela em :

a) - Proestro (média = 9 dias):

O inchaço da vulva, o tecido externo da abertura vaginal, e o corrimento sanguinolento marcam o início da fase de proestro, também conhecida como fase folicular. Quantidades crescentes de hormonas estrogénicas, segregadas pelos folículos ováricos, fazem com que as células das paredes vaginais adquiram uma forma distinta, um processo conhecido como cornificação. Tanto o nível de estrogénio como a cornificação vaginal são indicadores úteis do proestro.

b) - Cio (média = 9 dias):

Fisiologicamente, o cio coincide com a presença predominante de células epiteliais vaginais cornificadas e com um aumento dos níveis séricos de progesterona para 2 ng/mL. A ovulação ocorre normalmente 2 dias após este aumento da progesterona (normalmente o nível de progesterona é de 4-8 ng/mL) e, por conseguinte, a monitorização dos níveis de progesterona é um excelente indicador do momento da reprodução.

c) - Diestro (média = 2 meses):

Aproximadamente 6 dias após a ovulação, as células epiteliais vaginais cornificadas reverterão para um estado não cornificado. Esta condição marca o início do diestro. Esta fase termina quando os níveis de progesterona descem para menos de 1 ng/mL imediatamente antes do parto na cadela gestante ou aproximadamente 2 meses após a ovulação na cadela não gestante.

d) - Anestro (média = 4 meses):

O início desta fase é marcado pela descida dos níveis de progesterona para menos de 1 ng/mL. O início da hemorragia proestrual marca o fim desta fase. A duração do anestro é muito variável entre as cadelas e pode ser determinada por variáveis genéticas e ambientais.

3. Foliculogénese ovárica

A formação de oogónias pode ser reconhecida no feto de cão por volta do 42º dia pós-coito (Songsasen e Wildt

2007; Tsutsui 1989). Os folículos caninos podem ser classificados em cinco classes, consoante a morfologia, o tamanho, o tipo e o número de camadas de células foliculares e a presença de fluido folicular. Os folículos primordiais formam-se entre o 17º e o 54º dia após o nascimento e contêm oócitos pequenos com uma única camada de células da granulosa, mas sem zona pelúcida (ZP) nesta fase (Songsasen e Wildt 2007; Tsutsui 1989). Os folículos pré-antrais primários ou precoces ocorrem por volta do dia 120 após o nascimento e contêm oócitos pequenos e pálidos com uma ZP distinta. Os folículos pré-antrais avançados contêm oócitos totalmente crescidos (>100 pm) que são compostos por lípidos citoplasmáticos escuros. Sabe-se que a síntese de fluido folicular ocorre em folículos antrais terciários ou precoces, que podem ser observados entre os dias 120 e 160 após o nascimento (Barber *et al.,* 2001). Assim, o tempo necessário para o recrutamento de folículos primordiais para folículos antrais iniciais é de cerca de 70 a 150 dias em cadelas pré-púberes, o que é semelhante aos 110 dias necessários para cães adultos. Finalmente, os folículos antrais avançados estão presentes em cadelas com 6 a 8 meses de idade durante o proestro médio. Como resultado do pico de LH, os folículos antrais avançados aumentam rapidamente para folículos pré-ovulatórios e ovulam aproximadamente 48 horas depois (Concannon *et al* 1989; Wildt *et al* 1979)

A idade da cadela influencia significativamente o número de folículos no ovário. Os ovários de cadelas peripúberes (6 a 10 meses) contêm significativamente mais folículos do que os de cadelas pré-púberes (<6 meses) e maduras (>10 meses). Por conseguinte, verifica-se um aumento acentuado da atresia folicular antes do primeiro cio e, depois, o que é provável, uma perda contínua de viabilidade durante a primeira década de vida. O desenvolvimento de folículos com diâmetro superior a 100 pm não ocorre até pouco antes do primeiro cio (McDougall *et al* 1997; Telfer e Gosden 1987).

Uma caraterística intrigante da biologia dos gâmetas caninos é o facto de a cadela produzir uma incidência invulgarmente elevada (11%) de folículos poliovulares, consideravelmente maior do que, por exemplo, a do gato (4%), a do ser humano (3%) e a do macaco rhesus (2%) (Telfer e Gosden 1987). A causa e o significado dos folículos poliovulares permanecem pouco claros, mas talvez resultem de uma maior densidade de folículos primordiais no córtex ovárico do cão jovem, de modo que alguns folículos se fundem com outros adjacentes (Luvoni e Chigioni 2006). Os folículos poliovulares não aparecem até pouco antes do primeiro cio, e o seu número no ovário não é influenciado pela idade da cadela (McDougall *et al* 1997). Curiosamente, dentro do mesmo folículo, os oócitos companheiros podem estar em diferentes estágios de desenvolvimento ou, simultaneamente, um pode ser viável, enquanto o outro é atrético (Barber *et al* 2001).

4. Maturação e fertilização de oócitos

A ovulação ocorre entre 2 dias antes do cio e 7 dias após o cio, com a maioria das cadelas a ovular no terceiro dia após a recetividade sexual (Songsasen e Wildt 2007). A caraterística mais distintiva da reprodução canina é o facto de os ovócitos serem ovulados no início da primeira divisão meiótica (Tsutsui 1989; Yamada *et al* 1992). A maturação nuclear é completada 48 a 72 horas após a ovulação na presença de progesterona circulante elevada (Concannon *et al* 1989), quando o oócito atinge a porção média do oviduto (Tsutsui 1989). Um estudo detalhado de oócitos/embriões obtidos entre 17 e 138 h após a ovulação demonstrou que o primeiro oócito em metáfase II (MII) foi observado 54 h após a ovulação (Yamada *et al* 1992). A expansão do cúmulo foi observada à medida que os oócitos amadurecem no oviduto. No entanto, a camada mais interna da corona radiata permanece ligada ao óvulo após a fertilização e até o desenvolvimento embrionário até o estágio de mórula (Renton *et al* 1991). Os embriões desenvolveram-se até à fase de mórula entre 11 a 13 dias e até à fase de blastocisto entre 14 dias após o pico de LH (Abe *et al* 2008). Como o acasalamento pode ocorrer até 3 dias antes da ovulação, o oócito imaturo do cão e o espermatozoide se encontram no oviduto, e a penetração do esperma pode estar envolvida na indução da maturação nuclear (Saint-Dizier *et al* 2001). No entanto, estudos in vivo relataram que a fertilização não ocorre até 44 a 120h após a ovulação, quando o oócito completou a maturação nuclear (Tsutsui 1989; Tsutsui *et al* 1989). Estas observações in vivo contradizem as efectuadas in vitro. Por exemplo, Mahi e Yanagimachi (1976) demonstraram que a maturação do oócito de cão não é um pré-requisito para o espermatozoide penetrar na ZP e sofrer descondensação nuclear. Além disso, Saint-Dizier *et al* (2001) relataram que oócitos de cães penetrados por espermatozóides in vitro retomam a meiose e se desenvolvem além da metáfase I (MI) em uma proporção maior do que aqueles desprovidos de espermatozóides. Até agora, não há uma explicação clara para a discrepância entre as observações in vivo e in vitro.

5. Maturação in vitro de oócitos

O primeiro estudo de MIV de oócitos de cadela foi realizado há mais de 35 anos por Mahi e Yanagimachi (1976). Desde então, registaram-se poucos progressos e as taxas de MIV de oócitos de cadela situam-se na ordem dos 20-25%, embora tenham sido acumulados numerosos dados de vários estudos (Bolamba *et al* 1998; Bolamba *et al* 2002; Kim *et al* 2005; Luvoni *et al* 2005). Como consequência desta incapacidade de desenvolver um sistema de MIV consistentemente eficaz, outras técnicas, como a FIV, que requerem a cultura de oócitos in vitro, têm tido um sucesso limitado (Rodrigues *et al* 2004). O conhecimento da MIV e da FIV de oócitos caninos tornou-se um ponto focal de interesse científico e expandiu-se rapidamente na última década. Existe uma opinião generalizada de que o sucesso da meiose in vitro de oócitos em cães resulta do efeito mediado pela inclusão de gonadotrofinas, esteróides, hormonas, factores de crescimento e suplementos proteicos no meio de maturação (Ali e Sirard 2002; Hewitt e England 1999; Willingham-Rocky *et al* 2003). A resposta meiótica dos oócitos de cadela maturados in vitro é ainda muito imprevisível, porque é difícil identificar os componentes em falta no meio, ou que estão a atuar como compostos prejudiciais ou supressores, ou simplesmente porque a dependência da concentração de uma substância para induzir a resposta é desconhecida (Rodrigues e Rodrigues 2006).

5. Objectivos do presente estudo

Uma vez que as caraterísticas particulares da fisiologia dos gâmetas têm ficado para trás nos canídeos em comparação com outros animais domésticos e humanos. Assim, o objetivo deste estudo é fornecer uma nova estratégia para a melhoria da reprodução assistida em canídeos, incluindo a MIV de oócitos, com particular ênfase. Assim, este estudo investigou:

1. Os efeitos do meio condicionado de complexos cumulus-oócitos (COCs) bovinos na maturação in vitro de oócitos caninos.

2. Efeitos de monocamadas de células da granulosa bovina e de monocamadas de células da granulosa canina quanto à sua capacidade de apoiar a maturação nuclear de oócitos caninos.

3. Os efeitos do tratamento com o fator de diferenciação do crescimento-9 (GDF-9) e o fator de crescimento endotelial vascular (VEGF) na progressão e sobrevivência de folículos caninos criopreservados em tecido ovárico em cultura de órgãos.

Capítulo 1

Efeito do meio condicionado de complexos cumulus-oócitos bovinos na maturação in vitro de oócitos caninos

1.1. Introdução

O desenvolvimento de tecnologias reprodutivas é altamente desejável para o avanço da criação de cães domésticos e para programas de conservação de espécies de canídeos selvagens e ameaçadas de extinção. A cadela doméstica ovula oócitos imaturos na fase GV e os oócitos passam por um período de 48 a 72 horas de maturação pós-ovulatória nas regiões superiores do oviduto e durante a maturação do oócito in vivo, e os oócitos são expostos a um ambiente em constante mudança de gonadotrofinas, gonadotrofinas, esteróides, factores de crescimento e muitos outros factores, qualquer um ou todos os quais podem interagir para regular as alterações maturacionais que ocorrem no oócito e nas células do cumulus circundantes durante o período pré-ovulatório (Bolamba *et al* 2006; Hanna *et al* 2008; Holst e Phemister 1971; Kim *et al* 2005). Claramente, assume-se que estes factores são benéficos e estão envolvidos na maturação nuclear e/ou citoplasmática dos oócitos durante a MIV em várias espécies de mamíferos, por exemplo, suínos (Ding e Foxcroft 1994; Mito *et al* 2009), humanos (Goud *et al* 1998), ratos (Fuente *et al* 1999), equinos (Carneiro *et al* 2001) e bovinos (Ali e Sirard 2002). As peculiaridades da fisiologia reprodutiva do cão complicam a definição de um sistema de cultura para a MIV que, atualmente, se caracteriza por resultados fracos e altamente variáveis.

O primeiro estudo sobre a MIV e a FIV de oócitos de cães foi efectuado há mais de 35 anos por Mahi e Yanagimachi (1976). Desde esse relatório, e apesar de numerosos estudos (como se mostra na Tabela 1.1) documentarem e se concentrarem no estabelecimento de um sistema adequado para a MIV de oócitos caninos, a eficiência é inferior à de outras espécies de mamíferos domésticos, por exemplo, bovinos (Barnes e Eyestone 1999; Kitiyanant *et al* 1989), ovinos (Brown e Radziewic 1998), suínos (Ocampo *et al* 1993), ratos (Schroeder e Eppig 1984) e gatos (Mito *et al* 2009). Embora tenham sido produzidos cachorros a partir da transferência nuclear de células somáticas de oócitos amadurecidos in vivo (Lee *et al* 2007), não há relatos sobre a produção de crias vivas a partir da transferência de embriões derivados de MIV/FIV ou FIV (Songsasen e Wildt 2007).

Existem várias publicações que discutem a adição de compostos químicos e hormonais ao meio de MIV, tais como soro fetal de vitelo (FCS) (Hewitt *et al* 1998; Yamada *et al* 1993), soro de cadela em cio ou soro de vaca em cio (Nickson *et al* 1993; Otoi *et al* 2003), gonadotropinas (Songsasen *et al* 2003), esteróides (Hewitt e

England 1998; Willingham-Rocky *et al* 2003), fluido oviductal e tecido oviductal em co-cultura (Bogliolo *et al* 2002; Hewitt e England 1999) para promover a sincronização da vesícula germinativa (VG) através da inibição meiótica ou promover o recomeço da meiose e aumentar a percentagem de oócitos que sofrem a rutura da vesícula germinativa (VGBD), ou substâncias conhecidas por protegerem as células dos danos oxidativos, como o P-mercaptoetanol e combinações de insulina-transferrina-selénio (Kim *et al* 2004; Rota e Cabianca 2004). No entanto, a resposta meiótica dos oócitos caninos maturados in vitro continua a ser muito imprevisível, porque é difícil identificar os componentes em falta no meio, ou quais os compostos que podem ser prejudiciais ou supressivos (Rodrigues e Rodrigues 2006), e quais os compostos que o sistema de maturação in vitro deve suportar para as alterações dinâmicas necessárias para a maturação de todos os componentes dos COC (Luvoni e Chigioni 2006).

Foi referido que o fator de crescimento epidérmico (EGF) estimula a MIV dos oócitos em ratos (Downs 1989), bovinos (Lonergan *et al* 1996), humanos (Goud *et al* 1998) e suínos (Prochazka *et al* 2000). Foi demonstrado que a activina, o fator de crescimento transformador-0 (TGF-0) e os factores básicos de crescimento dos fibroblastos (bFGF) estimulam a atividade mitótica das células da granulosa bovinas e/ou o crescimento das células da granulosa ou dos folículos em cultura (Schotanus *et al* 1997; Wandji *et al* 1994). Foi demonstrado que as células da granulosa de várias espécies, como a vaca e o hamster, produzem alguns destes factores de crescimento (Wang e Roy 2006).

Além disso, durante o condicionamento, a cultura de bovinos segrega componentes embriotróficos, incluindo proteínas, nos meios que apoiam a formação de blastocistos em embriões bovinos fertilizados in vitro (Maeda *et al.,* 1996).

Por conseguinte, foi examinada a capacidade do meio condicionado de COCs bovinos para apoiar a maturação nuclear de oócitos caninos recuperados de ovários de cães domésticos em estados reprodutivos aleatórios.

1.2. Materiais e métodos

Recolha e preparação de COC

Os ovários foram obtidos de cadelas domésticas saudáveis em fases aleatórias do ciclo estral (8 meses a 7 anos de idade) submetidas a ovariohisterectomia de rotina em clínicas veterinárias locais em Obihiro. Os cães eram de diferentes raças e o número total foi de 32. Ambos os ovários foram transportados para o laboratório no espaço de 1 hora num frasco térmico contendo solução salina fisiológica estéril suplementada com 100 lU/mL de penicilina (B40076, Calbiochem, Inc., La Jolla, CA, EUA) a 37°C. Após o transporte, a gordura, os ligamentos e a medula foram cuidadosamente aparados e removidos. Os COCs foram libertados cortando repetidamente o córtex do ovário com uma lâmina de bisturi (21BZ0082, Feather, Osaka, Japão) à temperatura ambiente (RT). Estes COCs foram colocados em placas de Petri de 35 mm (3001, Falcon, Becton Dickinson, Lincoln Park, NY, EUA) contendo meio PB1 (Whitingham 1974) suplementado com 3 mg/mL de albumina de soro bovino (BSA) (A6003, Sigma, St. Louis, MO, EUA) e 100 µg/mL de estreptomicina (SSD702, MEIJI, Co, Tóquio, Japão), e examinadas num microscópio de dissecação (SMZ1500, Nikon Instech Co., Ltd. Tóquio, Japão). Após três lavagens no mesmo meio, os COCs foram selecionados de acordo com os critérios previamente descritos por De los Reyes *et al* (2005), Hewitt e England (1998) e Otoi *et al* (2002) num microscópio invertido (DMIR/E, LEICA Co., Wetzlar, Alemanha). Os parâmetros foram os relatados para favorecer a competência meiótica com base na uniformidade do ooplasma e do complemento das células do cumulus, citoplasma escuro homogéneo com três ou mais camadas de células do cumulus compactas e oócitos com >110 µm de diâmetro. O diâmetro vitelino dos COCs foi medido com um micrómetro ocular calibrado.

Meios de cultura

Os COC recolhidos foram cultivados em TCM-199 (sal de Earle + 2,2 g/L de bicarbonato de sódio, tamponado com 25 mM de Hepes; 12340, Gibco-Invitrogen Life Technologies, NY, EUA) suplementado com 10% de soro canino contendo 18 ng/mL de progesterona (a concentração inicial), 50 ng/mL de EGF (E3641, Sigma), 10 µg/mL de estradiol-17β (E2758, Sigma), 0.1 lU/mL de gonadotropina coriónica humana (hCG) (G3000, Sankyo, Tóquio, Japão), 0,1 lU/mL de FSH (F8174, Sigma), 0.25 mM ácido pirúvico (P4562, WAKO, Tóquio, Japão), 100 µM β-mercaptoetanol (TCL7164, WAKO) e antibióticos (100 lU/mL penicilina e 100 µg/mL estreptomicina) (Magnusson *et al* 2008). Após a preparação do TCM-199, foi adicionado o meio condicionado de COCs bovinos (BCM). O meio bovino era TCM-199 suplementado com 5% de FCS (F2379, Sigma) e 50 µg/mL de gentamicina (G1914, Sigma). O meio bovino foi utilizado para o cultivo de COCs bovinos durante 22 h a 38,5°C, 2% de CO_2 (Quero *et al* 1994) no ar e submetido como BCM. O soro canino utilizado para a cultura foi colhido de cadelas saudáveis e foi inactivado pelo calor durante 30 min a 56°C e armazenado a -78°C até ser utilizado. Para a medição das hormonas, foi colhido 1 ml de sangue da veia braquiocefálica anterior. As amostras de sangue foram centrifugadas para separar o plasma e o nível de progesterona no soro canino foi medido por imunoensaio enzimático de fluorescência utilizando um analisador automatizado de imunoquímica de fluorescência (SV-5010, SpotChem Vidas; Arkray, Kyoto, Japão).

Maturação in vitro de oócitos

Para investigar os efeitos do TCM-199 suplementado com várias concentrações de BCM (0, 20%, 30% ou 50%), os COC foram distribuídos aleatoriamente em quatro grupos de tratamento: (A) TCM-199 (controlo); (B) TCM-199 + 20% BCM; (C) TCM-199 + 30% BCM; (D) TCM-199 + 50% BCM. Os quatro grupos de COCs foram cultivados durante 72 h ou 96 h. Os COCs de cada tratamento foram colocados em placas de Petri de 35 mm que continham 10 oócitos/100 pL de meio e cobertos com óleo mineral (Nacalai Tesque # M7R7689, Inc. Kyoto, Japão) a 38,5°C numa atmosfera humidificada de 5% CO_2, 5% O_2 e 90% N_2.

Avaliação do estatuto nuclear

Os COCs foram desnudados por exposição a 0,1% de hialuronidase (H3506, Sigma) durante 10 minutos com pipetagem suave para remover as células do cumulus. Os oócitos desnudados foram fixados e permeabilizados em solução salina tamponada com fosfato (PBS) (PEL6524, WAKO) contendo 3,7% (p/v) de paraformaldeído (P7817, WAKO) durante 20 minutos. Foram lavados três vezes em PB1 suplementado com 3 mg/mL de BSA e, em seguida, transferidos para 7,5 µg/mL de bis-benzimida (Hoechst 33342; H6024, Sigma) durante 15 minutos; depois, foram novamente lavados três vezes em PB1 e colocados em lâminas de vidro. Os oócitos foram depois cobertos com uma lamela. O estado da cromatina foi avaliado utilizando um microscópio de fluorescência com luz UV (C-SHG1, Nikon) para determinar o estádio meiótico, como indicado por Hewitt e England (1998) e De los Reyes *et al* (2005): (a) imaturo ou GV (Fig. 1.1A), quando o invólucro nuclear era visível; (b) reinício da meiose ou GVBD (Fig. 1.1B), quando o invólucro nuclear já não era visível e a cromatina estava dispersa; (c) MI (Fig. 1.1C), quando os cromossomas estavam condensados e presentes em vista equatorial ou quando os cromossomas estavam a migrar para os pólos; e (d) maduro ou metáfase II (Fig. 1.1D), quando os cromossomas estavam na segunda metáfase com a extrusão do primeiro corpo polar. Os ovócitos com perda de integridade da membrana ou que apresentem cromossomas dispersos ou cromatina não identificável são considerados degenerados (Fig. 1.1E).

Análise estatística

Todos os COCs foram distribuídos aleatoriamente em cada grupo experimental e cada experiência foi repetida pelo menos três vezes. Os dados foram submetidos a ANOVA (Statistical Analysis System, SPSS, Chicago,

IL, EUA); seguidos de comparações múltiplas post-hoc utilizando o teste da diferença menos significativa (LSD). As diferenças de P < 0,05 foram consideradas significativas. As proporções de oócitos GV, GVBD, MI, MII, degenerados e GVBD-MII cultivados em diferentes meios são apresentadas como média ± DP.

Todas as experiências foram efectuadas de acordo com as diretrizes para o tratamento e utilização de animais aprovadas pela Universidade de Agricultura e Medicina Veterinária de Obihiro

1.3. Resultados

O perfil meiótico dos oócitos caninos (foi utilizado um total de 202 oócitos de 11 cadelas) antes da cultura (0 h) é apresentado na Tabela 1.2. Todos os oócitos antes da cultura estavam no estádio GV. Não há diferenças entre oócitos de tamanho grande e oócitos de tamanho pequeno nas percentagens do estádio GV.

O estado meiótico dos oócitos caninos (foi utilizado um total de 384 oócitos de 17 cadelas) cultivados em meio suplementado com várias concentrações de BCM após 72 h é apresentado na Tabela 1.3. A proporção de GVBD foi mais elevada (P<0,05) quando suplementado com 30% de BCM (20,7%) em comparação com o grupo de controlo (13,4%). Da mesma forma, as taxas da fase MI foram mais elevadas (P < 0,05) quando os oócitos foram maturados com BCM a uma concentração de 30% (14,0%) em comparação com o controlo (7,9%). Embora não tenha havido diferenças (P > 0,05) entre os grupos experimentais e entre os períodos, a proporção de MII foi maior quando os COCs foram cultivados em TCM-199 com 30% de BCM. As taxas mais elevadas (P < 0,05) de GVBD-MII foram encontradas no tratamento com BCM a uma concentração de 30% (41,5%) em comparação com o controlo (26,6%). Nenhum dos oócitos amadureceu até MII em 50% BCM e a retomada meiótica geral foi menor em 50% BCM do que em qualquer um dos outros grupos de tratamento.

O estado meiótico dos oócitos caninos (foi utilizado um total de 357 oócitos de 15 cadelas) após 96 h de cultura é apresentado na Tabela 1.3. As taxas de GV e GVBD não diferiram (P < 0,05) para oócitos maturados com ou sem BCM. No entanto, em comparação com o controlo (0,5%), a inclusão de 20% (5,1%) e 30% (11,2%) de BCM durante a MIV aumentou (P < 0,05) a proporção de MI. Os oócitos maturados em meio suplementado com 30% de BCM (5,5%) apresentaram um aumento (P < 0,05) na proporção de MII em comparação com a dos oócitos sem BCM (0,7%). Os oócitos cultivados com 50% de BCM não conseguiram progredir para além da GVBD.

Os tratamentos com concentração de 30% de BCM mostraram redução (P < 0,05) da taxa de degeneração de oócitos do que nos outros grupos experimentais.

O aumento do tempo de cultivo de 72 h para 96 h resultou numa diminuição ($P < 0,05$) das taxas de maturação nuclear e num aumento da degeneração dos oócitos.

1.4. Discussão

As taxas de conclusão meiótica dos oócitos caninos têm variado porque os oócitos utilizados para experiências de MIV foram recolhidos de diferentes fontes e cultivados numa variedade de sistemas e meios de cultura diferentes (Farstad 2000).

Os resultados mostraram que a suplementação do meio de maturação com BCM a uma concentração de 30% durante IVM aumentou significativamente a taxa de MII (7%) e diminuiu significativamente as taxas de degeneração em comparação com o controlo. Embora a percentagem do estádio MII nesta experiência não seja superior à obtida em alguns estudos anteriores, que variou entre 1,9% e 20% (Kim *et al* 2004; Luvoni *et al* 2001; Otoi *et al* 2004; Rodrigues *et al* 2004; Saint-Dizier *et al* 2001), pode argumentar-se que a presença de BCM durante a MIV resultou numa percentagem mais elevada de oócitos que completaram a MI de forma sincronizada para atingir o estádio MII, e o meio BCM foi utilizado pela primeira vez e poderá ter de ser modificado para aumentar a taxa de maturação nuclear.

As células da granulosa da vaca produzem alguns factores de crescimento, como a activina, o EGF, o TGF-P e o bFGF (Luvoni *et al* 2006). Foi demonstrado que estes factores estimulam a atividade mitótica das células da granulosa bovinas e/ou o crescimento das células da granulosa em cultura (Schotanus *et al* 1997; Wandji *et al* 1994), e estudos in vitro mostraram que o TGF-P estimulou a maturação dos oócitos em ratos (Tsafriri *et al* 1989), ratos (Brucker *et al* 1991) e porcos (Coskun e Lin 1994). Além disso, as células do cumulus de bovinos (Mingoti *et al* 2002) ou COCs humanos (Chian *et al* 1999) podem segregar concentrações elevadas de estrogénio e progesterona quando suplementadas com FBS e BSA.

Kim *et al* (2004) e Willingham-Rocky *et al* (2003) demonstraram um efeito positivo do estrogénio e da progesterona na MIV de oócitos em cães. Além disso, as células do cumulus estavam envolvidas na mediação dos efeitos estimulantes do estrogénio e do EGF na maturação nuclear dos oócitos caninos e que o estrogénio e o EGF actuavam para completar a maturação meiótica dos oócitos (Hatoya *et al* 2009). Assim, quando os oócitos caninos foram cultivados em BCM, as secreções do BCM participaram provavelmente no mecanismo de regulação e facilitaram o progresso da maturação dos oócitos através da modulação da cooperação intracelular durante a MIV. É mais provável que um destes factores, ou vários deles actuando em conjunto, sejam responsáveis pela maturação nuclear, provavelmente através da ativação de receptores específicos na membrana vitelina do oócito.

Do mesmo modo, é possível que os factores de crescimento desempenhem um papel crítico na maturação dos oócitos, estimulando o padrão de proteínas neossintetizadas durante a maturação dos oócitos (Lonergan *et al* 1996), e desempenhem um papel regulador na maturação dos oócitos de uma forma parácrina/autócrina, ou que sejam um dos factores de sinalização para o recomeço da meiose nos oócitos (Coskun *et al* 1991). Foi demonstrado que os factores de crescimento aceleram a progressão da meiose (Sakaguchi *et al.*, 2000) e o ciclo celular meiótico nos oócitos bovinos, possivelmente através do aumento das actividades da quinase H1 e MAP durante as fases iniciais da maturação (Sakaguchi *et al.,* 2002). Além disso, os factores segregados pelas células do cumulus que regulam o rompimento da junção de lacunas e a expansão do cumulus, como demonstrado para os oócitos de suínos (Isobe e Terada 2001), podem ser estimulados por estes factores de crescimento (Purohit *et al* 2005).

Pelo contrário, um tempo de incubação prolongado está associado, não só a um aumento da taxa de degeneração dos oócitos caninos, mas também a potenciais diminuições nas proporções de GVBD-MII. Os efeitos prejudiciais do prolongamento do tempo de cultura até à maturação nuclear foram consistentes com relatórios anteriores de Luvoni e Chigioni (2006), Nilsson *et al* (2002) e Songsasen *et al* (2003), que referem que um tempo de incubação mais prolongado aumenta a degeneração dos oócitos, e a maioria está de acordo com Otoi *et al* (2004) e Suzukama *et al* (2009), que documentaram uma maior frequência de maturação nuclear dos oócitos quando estes foram cultivados durante 72 h. No entanto, o tempo de cultura ideal para a MIV de oócitos caninos ainda é controverso (Songsasen e Wildt 2007). Esta experiência especula que as taxas mais elevadas de degeneração de oócitos caninos observadas no prolongamento do tempo de cultura se devem particularmente à interação combinada do envelhecimento dos oócitos e, presumivelmente, ao consumo de nutrientes do meio, tais como factores de crescimento e soro.

Assim, pode ser importante poder aconselhar com a maior precisão possível sobre um equilíbrio optimizado entre o sistema de cultura e o tempo de incubação para melhorar a maturação nuclear e limitar a taxa de degeneração.

Resumo

Foram investigados os efeitos do BCM quanto à sua capacidade de apoiar a maturação nuclear de oócitos caninos recuperados de ovários de cadelas domésticas. Os COC foram obtidos de ovários de cadelas domésticas (8 meses a 7 anos de idade) e a MIV foi avaliada em TCM-199 suplementado com várias concentrações de BCM (0, 20%, 30% ou 50%). Os COC caninos foram cultivados durante 72 h ou 96 h a 38,5°C em 5% de CO_2, 5% de O_2 e 90% de N_2. O BCM foi obtido a partir da cultura de COCs de bovinos com TCM-199 suplementado com 5% de FCS durante 22 h a 38,5°C em 2% de CO_2, 98% de ar. A proporção de GVBD após 72 h foi significativamente mais elevada ($P<0,05$) quando suplementado com 30% de BCM (20,7%) em comparação com o grupo de controlo (13,4%). As taxas da fase GVBD-MII foram significativamente mais elevadas ($P < 0,05$) quando os oócitos foram maturados com BCM a uma concentração de 30% (41,5%) em comparação com o controlo (26,6%) após 72 h de cultura in vitro. Após 96 h de cultura in vitro, os oócitos maturados em meio suplementado com 30% de BCM (5,5%) apresentaram um aumento significativo ($P < 0,05$) na proporção de MII em comparação com o controlo (0,7%). No entanto, o aumento do tempo de cultivo de 72 h para 96 h resultou num aumento da taxa de degeneração de oócitos. Em conclusão, os resultados sugerem que a suplementação com BCM aumentou significativamente a maturação nuclear de oócitos caninos.

Tabela 1.1. Estudos sobre a maturação in vitro de oócitos em cães.

Authors (Year)	Media	Culture time (h)	Percentage of MII
Hewitt and England (1999)	SOF + 0.3% BSA	48	5
		72	7
	SOF + 4% BSA	48	11
		72	8
	TCM 199 + 0.3% BSA + Oviductal epithelial cells	48	0
		72	9
Otoi *et al.*, (1999)	TCM 199 + 0.3% BSA	72	21.5
Luvoni *et al.*, (2001)	TCM 199 + 0.3% BSA	72	11.1
Bolamba *et al.*, (2002)	SOF	72	12.2
	SOF + 10% BSA		10.1
	SOF + 20% FCS		9.7
	SOF + 10% BSA + 20% FCS		7.6
Otoi *et al.*, (2002)	TCM 199 + 10% Bitch serum	72	16.2

Bogliolo *et al.*, (2002)	TCM 199 + 10% Bitch serum	72	4
	TCM 199 + 10% Bitch serum + Canine infundibulum oviductal epithelial cells		15.6
	TCM 199 + 10% Bitch serum + Canine ampullar oviductal epithelial cells		16.7
Willingham-Rocky *et al.*, (2003)	TCM 199 + 2000 ng Progesterone	72	8.6
Luvoni *et al.*, (2003)	TCM 199 + 5% FBS+ Ligated oviduct	24	14.3
		30	12.5
		48	3.7
Songsasen *et al.*, (2003)	TCM 199 + 0.5 mM dbcAMP	24	2.8
	TCM 199 + Roscovitine	48	18.3
	TCM 199 + Roscovitine + eCG	72	19.4
Rodrigues *et al.*, (2004)	TCM 199 + Estradiol-17β	72	1.9
	TCM 199 + Estradiol-17β + Human somatotropin (hST)		3.5
De los Reyes *et al.*, (2005)	TCM 199 + 10% FBS + 11.2 mg/ml Pyruvic acid	24	2.4
		48	6.8
		72	23.3
		96	20.7
Kim *et al.*, (2005)	TCM 199	72	4.5
	TCM 199 + Estradiol-17β		14.7
	TCM 199 + Progesterone		10.8
	TCM 199 + Estradiol-17β + Progesterone		16.6
Rodrigues *et al.*, (2006)	TCM 199 + hST	48	3.86
	TCM 199 + hST + Hayluronan		3.03
Vannucchi *et al.*, (2006)	Oviductal epithelial cells co-cultured in TCM 199	48	0
		72	0
		96	0
	Oviductal epithelial cells co-cultured in TCM 199 + Estrogen	48	0
		72	1.5
		96	5.2
	Oviductal epithelial cells co-cultured in TCM 199 + Progesterone	48	0

		72	0
		96	0
	Oviductal epithelial cells co-cultured in TCM 199 + Estrogen + Progesterone	48	0
		72	0
		96	0
Hatoya *et al.*, (2006)	TCM 199 + 10% FBS + Mouse embryonic fibroblasts (MEF)	48	11
		72	11
	TCM 199 + 10%FBS + Canine embryonic fibroblasts (CEF)	48	13
		72	11
Otoi *et al.*, (2007)	TCM 199 + 10% Bitch serum	72	
	Intact		5.7
	Partial denuded		17.7
	Completely denuded		21.2
Saikhun *et al.*, (2008)	SOF	48	18.6
	TCM 199		18.3
	Ham-F10		13.9
	DMEM/F12		11.9
Hatoya *et al.*, (2009)	TCM 199 + Estradiol-17β	72	2.4
	TCM 199 + EGF		2.1
	TCM 199 + 10% FBS		1.7
	TCM 199 + Estradiol-17β + EGF		3.3
	TCM 199 + 10% FBS + Estradiol-17β + EGF		8.7
Song *et al.*, (2010)	TCM 199 + 10% FBS	72	12.5
	TCM 199 + 10% FBS + Ionomycin		17.4
	TCM 199 + 10% FBS + Ionomycin + Cycloheximide		20.5

Tabela 1.2. Estado meiótico dos oócitos recuperados dos ovários na altura da colheita de oócitos.

Tamanho do oócito (μm)	N.º de oócitos	Estádio meiótico (percentagem média ± DP)					
		GV	GVBD	MI	MII	Deg.	Não classificado
< 110	109	63.42±18.48 [a]	0.00±0.00	0.00±0.00	0.00±0.00	4.34±6.23[a]	32.19±18.25 [a]
> 110	93	68.34±21.16 [a]	0.00±0.00	0.00±0.00	0.00±0.00	8.30±10.30[a]	23.37±15.58 [a]

GV, vesícula germinal; GVBD, rutura da vesícula germinal; MI, metáfase I; MII, metáfase II; Deg, degenerado.

^{a} dentro de uma coluna, as médias com um sobrescrito comum não diferem entre si *(P* > 0,05).

Tabela 1.3. Estado nuclear dos oócitos caninos após 72 h ou 96 h de cultura in vitro em TCM-199 suplementado com várias concentrações de meio condicionado de COCs bovinos.

Tempo de cultura (h)	Tratamento	N.º de oócitos examinados	Estádio meiótico (percentagem média ± DP)					
			GV	GVBD	MI	MII	Deg.	GVBD-MII
72	TCM-199	119	18.51 ± 8.27^{a}	13.43 ±6.04^{a}	7.87 ±5.72^{a}	3.09 ± 5.29^{a}	57.04 ± 14.09^{a}	26,62 ± 13,09$^{a'b}$
	80%TCM-199+20%BCM	112	14.96 ± 7.08^{a}	18,07 ± 12,77$^{a'b}$	11,95 ± 6,51$^{a'b}$	5,07±6,62^{a}	' 47.92 ± 11.73^{a}	35,38 ±7,81$^{a'd}$
	70%TCM-199+30%BCM	112	16.10 ± 7.84^{a}	20.68 ± 7.26^{b}	13.98 ± 4.08^{b}	6.82 ± 7.69^{a}	43.65 ± 16.23^{a}	41,48 ± 9,74$^{c'd}$
	50%TCM-199+50%BCM	41	19.61 ± 2.02^{a}	9,80 ± 1,01^{ab}	4.88 ± 0.53^{a}	0.00 ± 0.00	65.66 ± 3.55^{a}	17.89 ± 2.98^{b}
96	TCM-199	105	9.86 ± 9.30^{a}	12.86 ± 12.82^{a}	0.45 ± 1.43^{a}	0.7 ± 2.25^{a}	72.75 ± 10.26^{a}	17.36 ± 12.66^{a}
	80%TCM-199+20%BCM	106	10.28 ± 10.11^{a}	15.15 ±10.53^{a}	5.12 ± 5.66^{b}	4,33 ± 10,66$^{a'b}$	66,87 ± 24,54$^{a'b}$	20.55 ± 9.25^{a}
	70%TCM-199+30%BCM	101	10.73 ± 7.43^{a}	12.79 ± 7.35^{a}	11.24±9.23^{b}	5.49±6.38^{b}	58.11 ±9.61^{b}	29.54 ± 8.74^{a}
	50%TCM-199+50%BCM	45	6.71 ± 3.35^{a}	6.52 ± 9.22^{a}	0.00 ± 0.00	0.00 ± 0.00	86.75 ± 5.86^{a}	6.52 ± 9.22^{a}

BCM, meio condicionado de COCs bovinos.

GV, vesícula germinal; GVBD, rutura da vesícula germinal; MI, metáfase I; MII, metáfase II; Deg, degenerado.

$^{a-d}$ dentro de uma coluna, as médias sem um sobrescrito comum diferem entre si *(P* < 0,05).

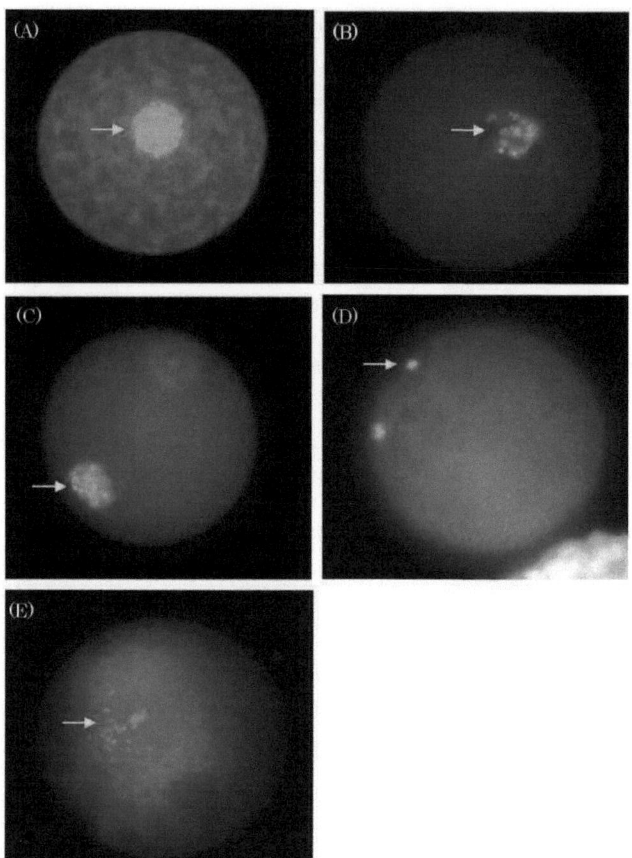

Figura 1.1 Fotomicrografias de fluorescência (x400) mostram a configuração da cromatina em oócitos caninos corados com Hoechst 33342. (A) Vesícula germinativa: cromatina condensada (seta); (B) Rutura da vesícula germinativa: cromatina dispersa (seta); (C) Metáfase I: cromossomas compactos numa placa metafásica e a migrar para os pólos (seta); (D) Metáfase II: extrusão do primeiro corpo polar (seta); (E) Degenerados: cromossomas dispersos (seta).

Capítulo 2

Maturação in vitro de oócitos caninos em co-cultura com monocamadas de células da granulosa bovinas e caninas

2.1. Introdução

O principal desafio no desenvolvimento de sistemas de MIV é a criação de condições ambientais que possam apoiar o desenvolvimento de oócitos e que se assemelhem a uma situação in vivo. Muitos investigadores examinaram a viabilidade da MIV de oócitos caninos (Bolamba *et al* 1998; Bolamba *et al* 2002; Yamada *et al* 1992; Yamada *et al* 1993). Outros investigadores tentaram também adicionar células epiteliais oviductais (Hewitt e England 1999), fluido oviductal sintético (SOF) (Saikhun *et al* 2008), fibroblastos embrionários de ratinho (MEF) e fibroblastos embrionários caninos (CEF) (Hatoya *et al* 2006) ao meio de cultura de oócitos para resolver os problemas acima referidos. Noutros estudos, foram também utilizados materiais concentrados de fontes proteicas (Hewitt e England 1997), incluindo gonadotropinas (Songsasen *et al* 2002) e factores de crescimento (Bolmba *et al* 2002; Kim *et al* 2004). No entanto, as taxas de maturação dos oócitos caninos até M-II permanecem baixas (< 25%), especialmente quando comparadas com as de muitas outras espécies de mamíferos. Por exemplo, taxas de maturação de 90% foram alcançadas em bovinos (Coleman *et al* 2007; Suttner *et al* 2000), e uma taxa de 87% foi alcançada em ovelhas (Rao *et al* 2002). Outras taxas de maturação bem-sucedidas relatadas incluem 88% para suínos (Agung *et al* 2010), 93% para ratos (Gonzalez *et al* 2010) e 70% para gatos (Nagano *et al* 2008). A aquisição da competência de desenvolvimento dos oócitos é uma etapa limitante que determina a capacidade do oócito para sofrer uma fertilização e um desenvolvimento embrionário bem sucedidos. Além disso, a incapacidade de desenvolver um sistema de MIV consistente e eficaz resultou em taxas de sucesso limitadas na FIV e na CIV (England *et al* 2001).

A diferenciação final do oócito é orquestrada por uma rede complexa de factores de crescimento e citocinas que conduzem a uma maturação nuclear e citoplasmática adequada. No capítulo 1, os resultados mostraram que a suplementação do meio de maturação com BCM melhorou a maturação do oócito canino in vitro. O possível modo de ação do MMC poderia ser através de factores de crescimento que são produzidos pelas células da granulosa dos oócitos bovinos de uma forma parácrina/autócrina. Existem provas de que a suplementação do meio MIV com células da granulosa melhora a maturação nuclear e citoplasmática dos oócitos em bovinos (Maeda *et al* 1996), ovinos (Staigmiller *et al* 1984), caprinos (Teotia *et al* 2001), camelos

(Khatir *et al* 2004) e macacos (Schramm e Bavister 1995), bem como a incidência de fertilização normal (Mochizuki *et al* 1991). Uma vez que as células da granulosa se encontram in vivo nos folículos em desenvolvimento e desempenham, sem dúvida, um papel importante no processo de maturação dos oócitos, o presente estudo foi concebido para investigar a influência das monocamadas de células da granulosa na maturação nuclear de oócitos caninos com e sem células do cumulus durante a MIV.

2.2. Materiais e métodos

Experiência 1: Maturação in vitro de oócitos caninos em co-cultura com monocamadas de células da granulosa bovinas e caninas

Avaliação do estado reprodutivo dos dadores

O estado reprodutivo das dadoras foi classificado da seguinte forma Otoi *et al* (2004): (a) anestro, quando os ovários não apresentavam folículos ou tecidos lúteos pronunciados; (b) estro (fase folicular), quando um ou mais folículos visíveis estavam presentes; e (c) diestro (fase lútea), quando um ou mais corpos lúteos evidentes estavam presentes.

Recolha e preparação de COC

Os animais (n = 42) eram de várias raças, com idades compreendidas entre os 8 meses e os 7 anos. Os ovários foram obtidos e preparados como descrito anteriormente no capítulo 1. Em seguida, após três lavagens, os COCs foram selecionados por observação ao microscópio invertido, de acordo com os critérios previamente descritos no capítulo 1.

Preparação de oócitos sem cumulus

Os oócitos sem cumulus foram preparados expondo os COC selecionados a 0,2% de hialuronidase durante 15 minutos com uma pipetagem suave para remover as células do cumulus.

Preparação de monocamadas de células da granulosa bovina (BGML)

As células da granulosa bovina foram preparadas tal como descrito por Maeda *et al* (1996). Resumidamente, os ovários de bovinos foram colhidos num matadouro local e transportados para o laboratório num frasco térmico. As células da granulosa foram obtidas por aspiração de um pequeno folículo antral (2 a 5 mm de diâmetro) com uma agulha de calibre 18. O fluido folicular que contém as células da granulosa foi centrifugado a 180 x g durante 5 minutos. O sedimento de células da granulosa resultante foi lavado duas vezes por centrifugação a 180 x g durante 5 minutos com 20 ml de PBS isento de cálcio e magnésio contendo 100 lU/mL de penicilina e 100 pg/mL de estreptomicina. O sedimento foi então suspenso em 10 ml de solução de hialuronidase a 0,1% durante 10 a 20 minutos a 38,5°C. As células foram pipetadas vigorosamente para incentivar a separação das células e depois lavadas duas vezes por centrifugação a 180 x g durante 5 min com 10 ml de PBS sem cálcio e magnésio contendo antibióticos.

Após a lavagem final, as células foram ressuspendidas em 20 ml de DMEM (D6429, Sigma) suplementado com 10% de FCS, 100 lU/mL de penicilina, 100 μg/mL de estreptomicina e 1% de anfotericina (A2942, Sigma). A concentração final de células foi ajustada para 25 x 10^5 células/mL (contadas com um hemocitómetro) através da adição de meio de cultura. Em seguida, 2 ml de suspensão foram colocados numa placa de poços múltiplos revestida com colagénio tipo I (35 mm, 4860-020, IWAKI, Tóquio, Japão) e cultivados a 38,5°C numa incubadora humidificada com 5% de CO_2 no ar durante 3 a 5 dias para produzir uma monocamada confluente. A viabilidade celular foi avaliada misturando 2 μL da suspensão de células da granulosa com 2 μL de azul de tripano a 0,4% (152550-060, GIBCO) durante 2 min. A percentagem de células viáveis era > 80% no início de cada cultura.

Preparação de monocamadas de células da granulosa canina (CGML)

As células da granulosa caninas foram preparadas da mesma forma que as amostras de BGML. No entanto, estas células da granulosa foram obtidas cortando repetidamente o córtex do ovário com uma lâmina de bisturi a 37°C e, em seguida, os COC foram suspensos em 0,2% de hialuronidase durante 30 a 40 minutos a 38,5°C para dispersar as células da granulosa.

Maturação in vitro

Oócitos intactos ou desnudados foram cultivados em DMEM com ou sem BGML (25x10^5 células/mL) ou CGML (25x10^5 células/mL). Todos os meios foram suplementados com 10% de FCS, 50 ng/mL de EGF, 2 μg/mL de estradiol-17β, 0,1 UI/mL de hCG, 0,1 UI/mL de FSH, 0,25 mM de ácido pirúvico, 100 μM de β-mercaptoetanol, 100 UI/mL de penicilina e 100 μg/mL de estreptomicina. Os oócitos foram distribuídos aleatoriamente em seis grupos de tratamento:

Grupo 1 (grupo de controlo): os oócitos rodeados de células do cumulus foram cultivados em DMEM. Grupo 2 (grupo de co-cultura com CGML): os oócitos rodeados por células do cumulus foram co-cultivados em

DMEM com CGML. Grupo 3 (grupo de co-cultura com BGML): os oócitos rodeados por células do cumulus foram co-cultivados em DMEM com BGML. Grupo 4 (grupo de controlo desnudado): os oócitos desnudados foram cultivados em DMEM. Grupo 5 (grupo de co-cultura de oócitos desnudados com CGML): os oócitos desnudados foram co-cultivados em DMEM com CGML. Grupo 6 (grupo de co-cultura de oócitos desnudados com BGML): os oócitos desnudados foram co-cultivados em DMEM com BGML.

Em todos os grupos experimentais, 20 a 25 oócitos foram incubados em 500 µL de meio numa placa de Petri de 35 mm coberta com óleo mineral a 38,5°C numa atmosfera humidificada de 5% CO_2, 5% O_2 e 90% N_2 durante 72 h.

Avaliação da expansão do cúmulo

Após 24, 48 e 72 horas de incubação, os efeitos das condições de cultura na expansão do cumulus foram avaliados por exame estereomicroscópico, tendo em conta a mucificação quando os oócitos estavam rodeados por células do cumulus dispersas, de acordo com De los Reyes *et al* (2005).

Avaliação do estatuto nuclear

Os oócitos foram desnudados e fixados como descrito anteriormente no capítulo 1. Em seguida, os oócitos sem cumulus foram corados com 10 µg/mL de iodeto de propídio (PI; P4864, Sigma) em PBS contendo 0,1% de álcool polivinílico (P8136, Sigma) e incubados durante 15 minutos no escuro. Em seguida, foram lavadas três vezes em PB1, colocadas em lâminas de vidro e cobertas com uma lamela. O estado da cromatina foi avaliado num microscópio de fluorescência com luz UV para determinar o estádio meiótico de acordo com o estudo de De los Reyes *et al* (2005). Os estádios foram os seguintes (a) GV (Fig. 2.1A), quando o nucléolo estava rodeado por cromatina condensada; (b) GVBD (Fig. 2.1B), quando a cromatina estava dispersa; (c) MI (Fig. 2.1C), quando os cromossomas estavam altamente compactos numa placa metafásica e a migrar para os pólos; (d) MII (Fig. 2.1D), quando os cromossomas se encontravam na segunda metáfase, com extrusão do primeiro corpo polar; (e) degenerados (deg, Fig. 2.1E), quando os oócitos apresentavam perda de integridade da membrana ou cromossomas dispersos; (f) os oócitos com cromatina não identificável foram contados como não classificados (Fig. 2.1F).

Experiência 2: os efeitos do contacto direto entre a BGML e os oócitos caninos

No conjunto de experiências seguinte, foi examinado o efeito do contacto direto entre a BGML e os oócitos caninos, utilizando inserções de poços de cultura de células milicelulares, na maturação nuclear.

Preparação e criopreservação da BGML

As células da granulosa bovina foram recolhidas e preparadas da mesma forma que a descrita anteriormente na experiência 1. As células da granulosa bovina foram criopreservadas e descongeladas conforme descrito por Tirelli *et al* (2005). Resumidamente, as células da granulosa foram sedimentadas por centrifugação e ressuspensas em DMEM suplementado com 10% (v/v) de FCS e 10% (v/v) de DMSO (D2650, Sigma) num criotubo (366656, Nunc, Thermoscientific, Dinamarca) e deixadas a congelar durante a noite num frigorífico a -80°C, antes de serem mergulhadas em azoto líquido (-196°C).

As células da granulosa criopreservadas nos frascos criogénicos foram descongeladas num banho de água a 37°C. As células foram então aglomeradas por centrifugação a 180 x g durante 5 minutos e ressuspendidas em DMEM suplementado com 10% (v/v) de FCS. Este procedimento foi repetido duas vezes para remover todos os vestígios do crioprotector (DMSO). A concentração final de células foi ajustada para $25x10^5$ células/mL (contadas com hemocitómetro) através da adição de meio de cultura.

Recolha, preparação e maturação in vitro de COCs

Os animais (n = 15) eram de várias raças provenientes de clínicas veterinárias locais, com idades compreendidas entre os 5 meses e os 6 anos, a maioria com menos de 1 ano. Todos os oócitos foram colhidos de ovários em anestro. Os COCs foram obtidos e preparados como descrito anteriormente na experiência 1.

Os oócitos intactos foram cultivados em DMEM com ou sem BGML. Todos os meios foram suplementados com 10% de FCS, 50 ng/mL de EGF, 2 μg/mL de estradiol-17β, 0,1 lU/mL de hCG, 0,1 lU/mL de FSH, 0,25 mM de ácido pirúvico, 100 μM de β-mercaptoetanol e antibióticos (100 lU/mL de penicilina e 100 μg/mL de estreptomicina). Os oócitos foram distribuídos aleatoriamente em três grupos de tratamento:

Grupo 1 (grupo de controlo): os oócitos foram cultivados em DMEM sem BGML. Grupo 2 (grupo de contacto direto): os oócitos foram cultivados em BGML colocada em placas de 24 poços (3526, IWAKI). Grupo 3 (grupo de contacto indireto): os oócitos foram cultivados em BGML utilizando filtros flutuantes (0,4 pm Millicell culture well inserts; 353095, Falcon) colocados em placas Nunc de 24 poços.

Em todos os grupos experimentais, os oócitos foram incubados a 38,5 °C numa atmosfera humidificada de 5% de CO_2, 5% de O_2 e 90% de N_2 durante 72 h. O estado nuclear foi avaliado utilizando a coloração PI, conforme descrito anteriormente.

Análise estatística

Os oócitos foram distribuídos aleatoriamente pelos grupos experimentais. A proporção de oócitos com células do cumulus expandidas (mucificação) e a proporção daqueles que atingiram cada estágio de maturação nuclear em cada grupo de tratamento foram submetidas à transformação arcsine e avaliadas por ANOVA (Statistical Analysis System, SPSS), seguida de comparações múltiplas post-hoc usando o teste LSD. Os resultados foram expressos como média ± DP. Todas as diferenças foram consideradas significativas a um nível de confiança de $P < 0,05$.

Todas as experiências foram efectuadas de acordo com as diretrizes para o tratamento e utilização de animais aprovadas pela Universidade de Agricultura e Medicina Veterinária de Obihiro

2.3. Resultados

Experiência 1: Maturação in vitro de oócitos caninos em co-cultura com monocamadas de células da granulosa bovinas e caninas

Expansão de células cúmulos

A presença de BGML e CGML no meio de cultura aumentou ($P < 0,05$) a incidência de expansão das células do cumulus dos COCs após 24, 48 e 72 h de incubação, independentemente do ciclo estral. A percentagem máxima ($P < 0,05$) de oócitos com expansão do cumulus ocorreu na BGML às 72 h após a incubação (Tabela 2.1 e Fig. 2.2).

Efeito da CGML e da BGML na maturação nuclear de oócitos caninos rodeados por células do cumulus

Nos oócitos colhidos de ovários em estro e/ou diestro, como se mostra na Tabela 2.2, a percentagem mais elevada de oócitos MII ($P < 0,05$) estava presente no grupo BGML (27,0%) em comparação com o grupo CGML (7,9%) e o grupo de controlo (3,5%). Nos oócitos colhidos de ovários em anestro, a percentagem de oócitos MII foi mais elevada ($P < 0,05$) no grupo BGML (17,9%), enquanto que as percentagens mais baixas se verificaram tanto no grupo CGML (3,6%) como no grupo de controlo (2,8%, Tabela 2.2).

Os oócitos de cadelas em estro e/ou diestro tiveram uma taxa de maturação para MII mais elevada (27,0%) do que os de cadelas em anestro (17,9%; $P < 0,05$). A retomada meiótica global (GVBD-MII) foi maior ($P < 0,05$) no grupo BGML do que no grupo CGML e no grupo de controlo. Além disso, o tratamento com BGML resultou em menos (P < 0,05) degeneração de oócitos do que os outros grupos experimentais.

Efeito da CGML e da BGML na maturação nuclear de oócitos sem cumulus

Em oócitos sem cúmulos colhidos de ovários em estro e/ou diestro (Tabela 2.3), as proporções de oócitos MII co-cultivados com a LMGC foram baixas (3,0%) e semelhantes às do controlo (3,0%). No entanto, a co-cultura com BGML melhorou (P < 0,05) a capacidade dos oócitos desnudados de se desenvolverem até MII (10,2%). A presença de BGML diminuiu (P < 0,05) a incidência de degeneração de oócitos em comparação com os outros grupos experimentais. Em oócitos sem cumulus recuperados de ovários em anestro, as percentagens de oócitos MII foram mais elevadas (P < 0,05) na BGML (8,2%) do que na CGML (3,2%) e no controlo (3,1%). A presença de BGML influenciou positivamente (P < 0,05) a retomada geral da meiose (GVBD-MII) independentemente do ciclo estral.

Experiência 2: os efeitos do contacto direto entre a BGML e os oócitos caninos

Como se pode ver na Tabela 2.4, a taxa global de recomeço da meiose (GVBD-MII) foi mais elevada (P < 0,05) nos oócitos maturados em contacto direto com o BGML (50,0%), em comparação com os maturados indiretamente com o BGML (31,0%) e sem controlo do BGML (12,4%). Mais oócitos foram presos no estádio GV a partir do gro ups maturados no controlo (30,4%), em comparação com os maturados na BGML (18,7%). Do mesmo modo, a percentagem de oócitos que progrediram para além dos estádios GV e MI foi maior nos oócitos maturados em contacto direto com a BGML (22,8%), em comparação com os maturados indiretamente com a BGML (11,9%) e com o controlo (2,1%) (P < 0,05). A proporção de oócitos que atingiram o estádio MII foi muito maior (P < 0,05) quando maturados diretamente em BGML (12,9%) em comparação com os oócitos maturados indiretamente com BGML (4,5%).

2.4. Discussão

Experiência 1: Maturação in vitro de oócitos caninos em co-cultura com monocamadas de células da granulosa bovinas e caninas

Na primeira experiência, verificou-se um aumento significativo das taxas de maturação dos oócitos caninos co-cultivados com a BGML. A proporção de oócitos que retomaram a meiose foi de 27,0%, o que pareceu maior do que a relatada por estudos anteriores (< 25%) (Bolamba *et al* 1998; *Bolambaet al* 2002; Kim *et al* 2005; Luvoni *et al* 2005). Nos folículos primários que contêm oócitos em crescimento, as células da granulosa circundantes começam a proliferar e, na altura da formação do antro, podem distinguir-se duas populações específicas de células da granulosa: 1) células da granulosa cumulus, que envolvem o oócito com as células corona como camadas mais internas; e 2) células da granulosa mural que revestem a parede folicular (Buccione *et al* 1990). As células da granulosa cumulus e mural, em conjunto com o oócito, formam um sincício mediado por junções de hiato, que é essencial para o crescimento do oócito, e as células da granulosa fornecem nutrientes aos oócitos e ligam-nos ao mundo exterior (Soom *et al* 2002). A influência do BGML é provavelmente mediada por vários factores de promoção da meiose produzidos pelas células da granulosa bovinas, incluindo EGF, activina, TGF-β e bFGF (Roy 1993; Van Wezel *et al* 1995). Existe um conjunto substancial de investigação que introduziu o conceito de que estes factores de crescimento estimulam a MIV dos oócitos em ratos (Tsafriri *et al* 1989), ratinhos (Downs 1989), bovinos (Lonergan *et al* 1998), humanos (Goud *et al* 1998) e suínos (Coskun 1994). É provável que tais factores não sejam específicos da espécie e, o mais intrigante, é que o que parece ser difusível/paracrino e factores do BGML levaram ao efeito benéfico da co-cultura de BGML na maturação meiótica dos oócitos nesta experiência 1. No entanto, não existe atualmente qualquer informação disponível sobre a secreção destes factores promotores da meiose pelas células da granulosa caninas.

É interessante notar que as células da granulosa bovina podem segregar concentrações elevadas de estrogénio e progesterona quando suplementadas com FCS ou BSA (Mingoti *et al.,* 2002). Além disso, foram demonstrados efeitos positivos do estrogénio e da progesterona na MIV de oócitos em várias espécies de mamíferos. Também foram registados resultados semelhantes em cães domésticos. A cultura de oócitos caninos suplementados com estrogénio ou com uma combinação de estrogénio e progesterona promoveu o recomeço da meiose e melhorou o desenvolvimento até à fase MII in vitro (Kim *et al* 2005). Além disso, as células da granulosa bovina estavam envolvidas na mediação dos efeitos estimulantes do estrogénio e do EGF na maturação nuclear dos oócitos, e o estrogénio e o EGF estão a emergir como elementos críticos para a aquisição da competência total dos oócitos (Hatoya *et al* 2009; Hewitt e England 1997). Abeydeera *et al* (1998) sugeriram que as células da granulosa são importantes para aumentar a concentração de glutatião intracelular durante a maturação de oócitos in vitro. Isto tem um papel importante na proteção das células contra o stress oxidativo e está correlacionado com a maturação nuclear e citoplasmática. Não se sabe se as células da granulosa canina segregam estrogénio ou progesterona, mas presumivelmente um destes factores, ou vários deles actuando em conjunto, segregados a partir de células da granulosa bovina induziram a maturação nuclear de oócitos caninos.

Além disso, a taxa significativamente mais baixa de maturação até ao estádio MII dos oócitos co-cultivados em CGML do que os da BGML pode ser atribuída às condições em que as células foram colhidas. Ao contrário das células da granulosa caninas, as células da granulosa bovinas foram recolhidas por aspiração de pequenos folículos antrais, que eram provavelmente competentes do ponto de vista esteroidogénico com células da granulosa puras. No entanto, as células da granulosa caninas foram obtidas por corte do ovário, o que poderia ter introduzido vestígios de impurezas menores, mas indesejáveis, tais como células tecais e intersticiais, bem como células de folículos imaturos, para além das células da granulosa de folículos maduros. Parece que uma combinação destes factores não poderia suportar a taxa de maturação meiótica, tal como observado no presente capítulo.

Nos oócitos com o cumulus fechado, a taxa de recomeço da meiose foi superior à dos oócitos com o cumulus vazio, independentemente da fase do ciclo estral (Tabela 2.2 e Tabela 2.3). Isto era esperado, uma vez que estudos anteriores com várias espécies mostraram que as células do cumulus circundantes têm um papel importante no processo de maturação meiótica do oócito (Soom *et al* 2002). O papel das células do cumulus nos canídeos pode ser mais importante do que noutras espécies (Luvoni *et al* 2001), uma vez que a massa de células do cumulus com várias camadas permanece estreitamente ligada ao oócito até à fase de mórula (Renton *et al* 1991). O papel potencial das células do cumulus tem sido objeto de várias revisões, todas elas sugerindo que estas células estão intimamente ligadas ao oócito através de longas microvilosidades que atravessam a zona para entrar em contacto com o oolemma, de modo a formar junções comunicantes e desmossomas (Motta *et al* 1994); uma das vias através das quais as células do cumulus transmitem factores ao oócito é a comunicação juncional comunicante (GJC) (Gilula *et al* 1978). Assim, a GJC entre as células do cumulus e os oócitos desempenha um papel importante na transmissão de componentes activadores da meiose e de alguns substratos de baixo peso molecular, como iões, nucleótidos e aminoácidos (Mori e Shimizu 2000).

No presente capítulo, as taxas de maturação até ao estádio MII dos oócitos de cadelas em estro e/ou diestro foram significativamente mais elevadas do que as de cadelas em anestro (Tabela 2.2 e Tabela 2.3). No entanto, as informações publicadas sobre a relação entre o ciclo estral e a maturação nuclear dos oócitos são contraditórias. Alguns investigadores não indicaram qualquer associação (Cinone *et al* 1992; Hewitt e England 1998), enquanto outros demonstraram que a fase do ciclo estral tem um impacto significativo na capacidade de desenvolvimento dos oócitos (Luvoni *et al* 2001). Willingham-Rocky *et al* (2003) referiram de forma semelhante que os oócitos obtidos de cadelas com estro tinham mais probabilidades de se desenvolverem até à fase MII do que os oócitos obtidos de cadelas anãs. Além disso, os oócitos recuperados de cadelas em diestro tinham a mesma probabilidade de atingir a fase MII in vitro do que os oócitos obtidos de cadelas em cio (Quadro 2.2 e Quadro 2.3). As diferenças na competência meiótica dos oócitos entre as fases do ciclo estral são provavelmente devidas à influência da fase do ciclo estral sobre o estado funcional das junções entre as células do cumulus e os oócitos. Além disso, a presença e a persistência de comunicações entre o cumulus e os oócitos nos COC está correlacionada com a capacidade de os oócitos retomarem a meiose (Luvoni *et al.*, 2005), e existe uma falta de comunicação entre o ooplasma e as células do cumulus dos oócitos obtidos de cadelas em anestro (Schotanus *et al.*, 1997). Adicionalmente, a maior percentagem de progresso meiótico observada nos oócitos obtidos de ovários em estro pode ser atribuída à exposição destes oócitos a um ambiente folicular enriquecido d por estradiol, progesterona e outros factores desconhecidos (Martins *et al* 2006). Alternativamente, pode ser o resultado da atresia precoce ou intermédia de folículos que perderam a sua capacidade de inibir a aquisição de competência meiótica pelos oócitos fechados (Sirard 2001). Isto foi consistente com os nossos dados em que o ciclo estral teve um efeito significativo na proporção de oócitos que amadureceram até ao estádio MII em cultura.

Experiência 2: os efeitos do contacto direto entre a BGML e os oócitos caninos

Na experiência 1, os resultados indicaram que a co-cultura com BGML melhorou a maturação nuclear dos oócitos de cão e teve um impacto positivo no recomeço geral da meiose. Com base nestes resultados, foi examinada a importância do contacto entre oócitos de cão e BGML. A taxa de maturação até ao MII dos oócitos co-cultivados diretamente com BGML foi significativamente superior à dos oócitos em BGML com inserção (Quadro 2.4). As diferenças na competência meiótica dos oócitos com e sem inserção de cultura de células devem-se muito provavelmente à influência do contacto direto no estado funcional das junções de hiato entre as células da granulosa e os oócitos (Haenish *et al.*, 2003). Estes resultados indicam a importância do contacto direto entre as células da granulosa e os oócitos para o recomeço da meiose.

A BGML criopreservada foi utilizada nesta experiência. Em todos os tipos de células, a crioinjúria afecta tanto a estrutura celular como as vias do metabolismo, em particular o sistema antioxidante (Tirelli *et al.*, 2005). Por conseguinte, a criopreservação pode representar um stress intenso para as células, pelo que é possível explicar as percentagens mais baixas de oócitos MII em comparação com os resultados anteriores (Experiência 1).

Além disso, os oócitos foram obtidos de cães em anestro. Este facto pode influenciar o progresso meiótico dos oócitos (Willingham-Rocky *et al* 2003; Tabela 2.2).

Resumo

Este capítulo investigou os efeitos da BGML e da CGML na maturação nuclear de oócitos caninos com e sem células do cumulus. Na experiência 1, os COCs ou oócitos sem o cumulus foram cultivados em DMEM (grupo de controlo), DMEM com BGML (grupo BGML) ou DMEM com CGML (grupo CGML) durante 72 h a 38,5°C em 5% de CO_2, 5% de O_2 e 90% de N_2. Na experiência 2, os COCs foram cultivados em DMEM (grupo de controlo), DMEM com BGML utilizando a inserção de poços de cultura de milicélulas (grupo sem contacto direto), ou DMEM com BGML (grupo com contacto direto). Em oócitos com cúmulos fechados retirados de ovários em estro e/ou diestro, a percentagem mais elevada de oócitos MII ($P < 0,05$) estava presente no grupo BGML (27,0%) em comparação com o grupo CGML (7,9%) e o grupo de controlo (3,5%). Em oócitos sem cúmulos colhidos de ovários em estro e/ou diestro, as proporções de oócitos MII co-cultivados com a LMGC foram baixas (3,0%) e semelhantes ($P > 0,05$) às proporções obtidas com o controlo (3,0%). No entanto, a presença de BGML melhorou ($P < 0,05$) a capacidade dos oócitos desnudados de se desenvolverem em MII (10,2%). O grupo BGML g teve a maior retomada meiótica geral ($P < 0,05$) e a menor degeneração de oócitos ($P < 0,05$) entre os grupos experimentais. Além disso, a taxa de maturação para o MII para oócitos co-cultivados com BGML diretamente foi maior ($P <0,05$) do que aqueles em BGML com inserção. Em conclusão, o BGML teve um impacto positivo no sistema de maturação in vitro, bem como na retomada meiótica de oócitos caninos.

Tabela 2.1. Efeitos da monocamada de células da granulosa na expansão das células do cumulus dos COC caninos após cultura in vitro durante intervalos variáveis.

Fase de dador de COCs	Tratamento	N.º de oócitos examinados	Oócitos com expansão do cumulus (percentagem média ± DP)		
			24 h	48 h	72 h
Anestro	DMEM	106	4.73 ± 0.00^{a}	19.56 ± 0.44^{a}	36.91 ± 0.00^{a}
	CGML	108	9.99 ± 0.54^{b}	38.82 ± 0.05^{b}	61.35 ± 0.25^{b}
	BGML	106	16.91 ± 0.07^{c}	55.97 ± 0.65^{c}	79.38 ± 0.43^{c}
Cio e/ou diestro	DMEM	112	6.05 ± 0.21^{a}	27.66 ± 0.01^{d}	41.15 ± 0.10^{a}

	CGML	112	15.78 ± 0.12^{c}	53.46 ± 0.09^{c}	71.44 ± 0.00^{d}
	BGML	111	17.83 ± 0.25^{c}	57.81 ± 0.22^{c}	83.02 ± 0.13^{c}

CGML, monocamada de granulosa canina; BGML, monocamada de granulosa bovina.

[a-d] dentro de uma coluna, as médias sem um sobrescrito comum diferem entre si *(P* < 0,05).

Tabela 2.2. Estado nuclear dos oócitos caninos encerrados no cumulus após co-cultura com monocamadas de células da granulosa durante 72 h.

Fase de dador de COCs	Tratamento	N.º de oócitos examinados	Estádio meiótico (percentagem média ± DP)						
			GV	GVBD	MI	MII	Deg.	não classificado	GVBD-MII
Anestro	DMEM	106	26.25 ± 0.69^{a}	$14,21 \pm 1,55^{ab}$	7.34 ± 0.20^{a}	2.79 ± 2.45^{a}	35.93 ± 1.47^{a}	9.59 ± 0.50^{a}	26.75 ± 1.14^{a}
	CGML	108	23.94 ± 0.12^{a}	$19,02 \pm 0,35^{ab}$	8.34 ± 0.99^{a}	3.56 ± 1.26^{a}	$19,37 \pm 0,74^{bc}$	22.83 ± 1.35^{b}	32.24 ± 1.87^{a}
	BGML	106	19.53 ± 0.32^{a}	$23,01 \pm 1,14^{bc}$	17.82 ± 0.28^{b}	17.91 ± 0.00^{b}	$12,09 \pm 0,43^{cd}$	8.36 ± 0.57^{a}	59.50 ± 0.16^{b}
Cio e/ou diestro	DMEM	112	25.35 ± 0.99^{a}	11.10 ± 0.65^{a}	8.94 ± 1.14^{a}	3.48 ± 1.23^{a}	$28,26 \pm 1,33^{ab}$	19.32 ± 0.94^{b}	24.76 ± 2.02^{a}
	CGML	112	25.41 ± 0.60^{a}	$23,13 \pm 0,55^{bc}$	$14,06 \pm 0,21^{ab}$	7.90 ± 0.14^{a}	$19,51 \pm 0,95^{bc}$	8.45 ± 0.52^{a}	45.56 ± 0.34^{c}
	BGML	111	9.93 ± 0.55^{b}	31.43 ± 2.81^{c}	17.24 ± 1.73^{b}	27.01 ± 0.72^{c}	7.72 ± 0.34^{d}	2.80 ± 0.85^{c}	76.89 ± 0.58^{d}

CGML, monocamada de granulosa canina; BGML, monocamada de granulosa bovina.

GV, vesícula germinal; GVBD, rutura da vesícula germinal; MI, metáfase I; MII, metáfase II.

[a-d] dentro de uma coluna, as médias sem um sobrescrito comum diferem entre si *(P* < 0,05).

Tabela 2.3. Estado nuclear dos oócitos caninos desnudados após co-cultura com monocamadas de células da granulosa durante 72 h.

Fase de dador de COCs	Tratamento	N.º de oócitos examinados	Estádio meiótico (percentagem média ± DP)						
			GV	GVBD	MI	MII	Deg.	não classificado	GVBD-MII
Anestro	DMEM	105	$22,79 \pm 0,20^{ab}$	7.40 ± 0.21^{a}	8.35 ± 0.64^{a}	3.14 ± 0.99^{a}	30.95 ± 0.63^{a}	25.59 ± 0.18^{a}	19.97 ± 0.57^{a}
	CGML	105	26.71 ±	18,00 ±	5.51 ±	3.18 ±	13,63 ±	28.84 ±	28,30 ±

			0.10^{a}	0,90^{bc}	1.96^{a}	1.09^{a}	1,78^{bc}	0.91^{a}	2,73^{ab}
	BGML	109	18.88 ± 0.28^{b}	18,40 ± 0,24^{bc}	15.38 ± 0.26^{b}	8.16 ± 0.15^{b}	17.48 ± 0.00^{b}	22,97 ± 0,37^{a}	42,22 ± 0,84^{cd}
Cio e/ou diestro	DMEM	108	20.37 ± 0.13^{b}	12,19 ±0,53^{ab}	8.04 ± 0.54^{a}	3.03 ± 0.96^{a}	30.21 ± 0.36^{a}	25.84 ± 0.16^{a}	22,91 ± 0,86^{ab}
	CGML	106	24,72 ± 0,25^{ab}	19.96 ± 0.45^{c}	7.28 ± 0.70^{a}	3.05 ± 0.94^{a}	20.26 ± 0.52^{b}	22.81 ± 0.68^{a}	32,37 ± 1,32^{bc}
	BGML	107	27.22 ± 0.91^{a}	24.97 ± 0.55^{c}	15.47 ± 0.31^{b}	10.24 ± 1.26^{b}	9.08 ± 0.27^{c}	10.91 ± 0.56^{b}	47.68 ± 0.69^{d}

CMGL, monocamada de granulosa canina; BGML, monocamada de granulosa bovina.

GV, vesícula germinal; GVBD, rutura da vesícula germinal; MI, metáfase I; MII, metáfase II.

$^{a-d}$ dentro de uma coluna, as médias sem um sobrescrito comum diferem entre si *(P* < 0,05).

Tabela 2.4. Estado nuclear dos oócitos caninos após cultura in vitro com e sem inserção de poços de cultura de células durante 72 h.

Stage of COCs donor	Treatment	No. oocytes examined	Meiotic stage (mean percentage ± SD)						
			GV	GVBD	MI	MII	Deg.	unclassified	GVBD-MII
	Control [A]	73	30.42 ± 9.46^{a}	6.50 ± 7.07^{a}	2.11 ± 2.89^{a}	2.17 ± 2.95^{a}	34.32 ± 13.62^{a}	23.94 ± 17.98^{a}	12.44 ± 8.51^{a}
Anesturs	With cell culture well insert [B]	68	27.65 ± 8.43^{a}	14.92 ± 3.60^{ab}	11.95 ± 2.63^{b}	4.50 ± 4.34^{a}	16.30 ± 9.44^{b}	23.20 ± 8.37^{a}	31.00 ± 7.95^{b}
	Without cell culture well insert [C]	58	18.69 ± 8.16^{a}	16.61 ± 8.00^{b}	22.80 ± 12.86^{c}	12.90 ± 7.70^{b}	11.24 ± 7.58^{b}	18.07 ± 14.95^{a}	50.07 ± 15.22^{c}

[A] DMEM sem monocamada de granulosa bovina (BGML).

[B] DMEM com BGML, sem contacto direto entre oócitos caninos e células da granulosa bovinas.

[C] DMEM com BGML, contacto direto entre oócitos caninos e células da granulosa bovinas.

GV, vesícula germinal; GVBD, rutura da vesícula germinal; MI, metáfase I; MII, metáfase II.

$^{a-c}$ dentro de uma coluna, as médias sem um sobrescrito comum diferem entre si *(P* < 0,05).

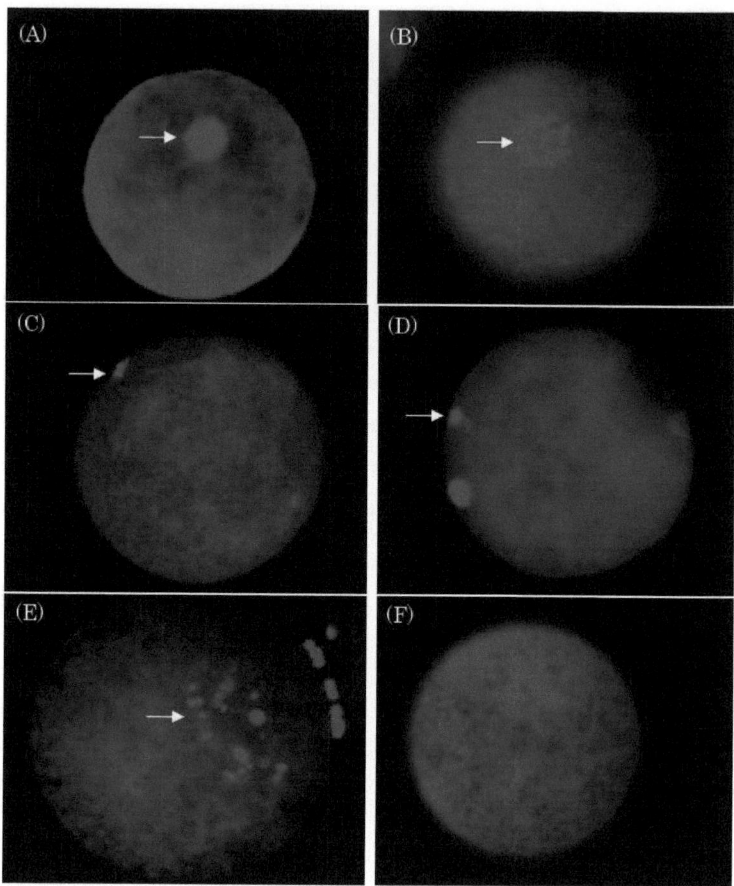

Figura 2.1 Fotomicrografias de fluorescência (x400) de oócitos caninos corados com iodeto de propídio (PI) mostrando a configuração da cromatina. (A) Vesícula germinativa: cromatina condensada (seta); (B) Rutura da vesícula germinativa: cromatina dispersa (seta); (C) Metáfase I: cromossomas compactos numa placa metafásica e em migração para os pólos (seta); (D) Metáfase II: extrusão do primeiro corpúsculo polar (seta); (E) Degenerado: cromossomas dispersos (seta). (F) Não classificado: cromatina não identificável.

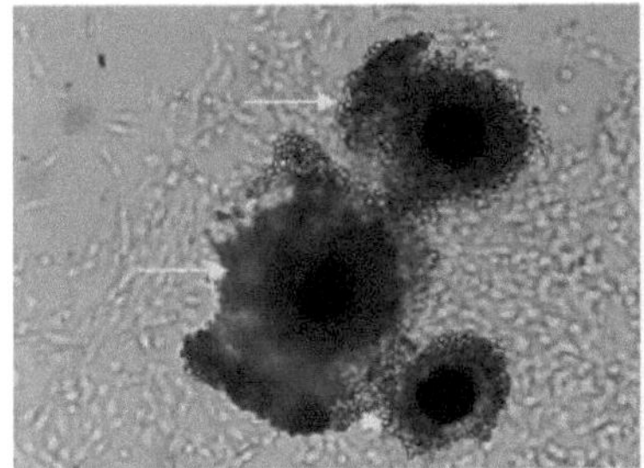
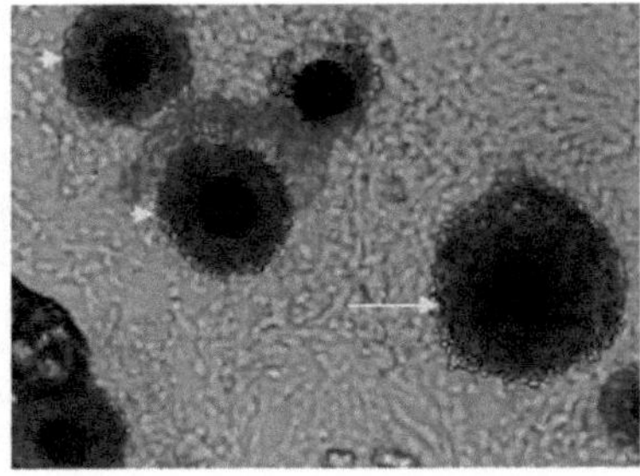

Figura 2.2 Fotomicrografias (x200) de oócitos caninos com expansão do cumulus (seta) e sem expansão do cumulus (ponta de seta). Expansão do cumulus quando os oócitos estavam rodeados por células do cumulus dispersas, de acordo com De los Reyes *et al* (2005).

Capítulo 3

Efeitos do tratamento com GDF-9 e VEGF na progressão e sobrevivência de folículos em tecidos ovarianos caninos criopreservados em cultura

3.1. Introdução

A foliculogénese ovárica é um processo harmonioso que está associado à proliferação celular e à diferenciação folicular através de folículos primordiais, primários, secundários e antrais, após o que ocorre a ovulação e as células luteinizam para formar o corpo lúteo (CL) (Silva *et al* 2005). Existe um conjunto substancial de investigação que introduziu o conceito de que regulação do desenvolvimento folicular é realizada através de uma interação complexa entre as gonadotrofinas da glândula pituitária e os factores de crescimento locais, e o cross talk oócito-célula granulosa é essencial para o crescimento do oócito e o desenvolvimento folicular (Silva *et al* 2005; Sun *et al* 2010).

Uma vez que as acções das hormonas segregadas pelo hipotálamo e pela pituitária anterior foram bem caracterizadas, a investigação mais atual centra-se nas proteínas reguladoras dos ovários. A superfamília TGF-β contém mais de 40 membros, muitos dos quais influenciam muitos tecidos e sistemas de órgãos, incluindo o ovário (Durlinger *et al* 2002; Knight e Glister 2003). Vários destes factores são acusados de atuar localmente no ovário para promover a progressão do folículo (Juengel *et al* 2004; Lin *et al* 2003). A proteína morfogénica óssea (BMP) desempenha um papel na progressão precoce do folículo, estimula a proliferação das células da granulosa pré-antrais e inibe a produção de progesterona estimulada pela FSH na granulosa em fases posteriores (Lee *et al* 2001; Otsuka *et al* 2000). Além disso, o bFGF melhora a transição do folículo primordial para o primário, aumentando a proliferação das células da granulosa, da teca e das células estromais do ovário (Roberts e Ellis 1999). O Kit ligand (KL) promove o recrutamento de células theca a partir do estroma que rodeia o folículo primordial (Nickson *et al* 1993). Também foi demonstrado que o fator inibidor da leucemia (LIF) promove a transição do folículo primordial para o primário e aumenta a expressão de KL nas células da granulosa (Nilsson *et al.,* 2002). O VEGF é uma citocina potente, fator de crescimento que é produzido pelas células da granulosa e da teca em resposta a FSH, LH, hCG, factores proliferativos e apoptóticos (Ferrari *et al* 2006; Geva e Jaffe 2000). Neufeld *et al* (1999) relataram que o VEGF foi expresso em ovários humanos.

Um dos membros mais recentes da família derivada dos oócitos é o GDF-9 (Wang e Roy 2006). Embora os factores ou mecanismos exactos que sinalizam a diferenciação das células somáticas em células pré-granulosas permaneçam indefinidos, acumularam-se provas convincentes que sugerem que o GDF-9 desempenha um papel importante na foliculogénese precoce (Kedem *et al* 2011), na síntese e diferenciação de esteróides (Sun *et al* 2010). O GDF-9 é expresso de forma específica para o oócito desde uma fase muito precoce no ovário dos mamíferos. No entanto, os padrões de expressão e as funções do GDF-9 são diferentes entre as espécies, e as informações sobre a sua expressão e função são obtidas principalmente em humanos (Kedem *et al* 2011), bovinos (Hosoe *et al* 2011) e ratos (Sun *et al* 2010), mas não existem dados sobre a localização da proteína GDF-9 no cão.

Neste capítulo, foi examinado o padrão de expressão do GDF-9 na foliculogénese canina e o efeito do GDF-9 e/ou do VEGF na progressão e sobrevivência dos folículos em tecido ovárico criopreservado em cultura.

3.2. Materiais e métodos

Animais

Os ovários foram obtidos de cadelas domésticas saudáveis submetidas a ovariohisterectomia de rotina em clínicas veterinárias locais. Ambos os ovários de cada cadela foram transportados para o laboratório no espaço de 1 h num frasco térmico contendo solução salina fisiológica estéril suplementada com 100 lU/mL de penicilina a 37°C. Após o transporte, a gordura, os ligamentos e a medula foram cuidadosamente aparados e removidos. Em seguida, foram colocados em placas de Petri de 35 mm contendo meio HTF (Whitingham 1974) suplementado com 3 mg/mL de BSA.

Localização imunohistoquímica do GDF-9 no tecido ovárico canino

Os tecidos ovarianos caninos foram fixados com formalina a 10% durante 24 horas a 4°C. Os tecidos fixados foram processados num processador de tecidos automatizado e incluídos em parafina. A localização do GDF-9 foi examinada em secções seriadas de 5 pm de ovários de seis cadelas diferentes (6 meses a 2 anos de idade). Estas secções foram montadas em lâminas revestidas com 3-aminopropiltri etoxissilano (S9911, Matsunami, Tóquio, Japão), secas durante a noite a 37°C, desparafinizadas em xileno e re-hidratadas numa série graduada de etanol. A atividade da peroxidase endógena foi bloqueada com H_2O_2 a 0,3%, diluído em PBS (pH 7,4) durante 10 minutos. Após três lavagens com PBS (5 min cada), as secções foram então incubadas com 5% (p/v) de BSA em PBS à temperatura ambiente durante 20 min para bloquear a ligação não específica. O anticorpo primário foi um anticorpo policlonal de coelho anti-GDF9 (PAB3888, Funakoshi, Tóquio, Japão) diluído a 1:100 em PBS. As secções foram incubadas durante a noite a 4°C. Para a determinação da coloração não específica, o anticorpo primário foi substituído por soro normal de coelho. As secções foram subsequentemente lavadas três vezes em PBS (5 min cada) e incubadas com anticorpo secundário biotinilado (Donkey anti-rabbit IgG; PAB10816, Funakoshi) diluído 1:200 em PBS contendo 5% de BSA à temperatura ambiente durante 1 h. Em seguida, as secções foram lavadas três vezes com PBS (5 min cada). A imunorreactividade foi visualizada incubando as secções na presença de substrato de 3,3'-diaminobenzidina (DAB; 0,05% DAB em 0,01 M PBS, 0,03% H_2O_2, pH 7,2; D3939, Sigma) até à formação de um precipitado ou durante um máximo de 10 min. Por fim, as secções foram contra-coradas com hematoxilina e sobrepostas com lamelas. A intensidade da coloração para a expressão da proteína imunorreactiva GDF-9 foi classificada de acordo com Silva *et al* (2005): ausente (-), ocasionalmente encontrada (-/+), expressa (+).

Criopreservação de tecido ovariano canino

O protocolo de criopreservação utilizado foi o descrito anteriormente por Ishijima *et al* (2006). Resumidamente, o córtex ovariano (n = 6; 5 a 8 meses de idade) foi isolado e fatias de tecido de aproximadamente 1 mm^3 foram preparadas. Após enxaguamento em meio HTF, cada fragmento de ovário foi transferido para um criotubo de 1 mL contendo 5 µL de DMSO 1 M à temperatura ambiente, que foi então colocado em água gelada durante 5 min para permitir que o DMSO banhasse completamente as fatias finas do córtex ovariano (Newton *et al* 1998). Subsequentemente, foram adicionados a cada criotubo 95 µL de solução DAP213 (2 M DMSO; 1 M acetamida, A0500, Sigma; 3 M propilenoglicol, 164-04996, Wako), mantida a 0°C. Finalmente, os criotubos foram mantidos em água gelada durante 5 minutos antes de serem transferidos para azoto líquido para armazenamento até à sua utilização. O aquecimento foi efectuado mantendo os criotubos à temperatura ambiente durante 1 min e, em seguida, diluídos com 900 µL de meio PB1 (37°C) contendo 0,25 M de sacarose. Após o aquecimento, o conteúdo do criotubo foi libertado para uma placa de Petri com meio PB1, lavado 5 vezes e transferido para meio HTF.

Cultura de órgãos

O meio de cultura consistiu em DMEM suplementado com 10% (v/v) de soro de cadela em estro (P4 = 5,5 ± 0.4 ng/mL; a concentração inicial), 2% (v/v) de aminoácidos essenciais (B6766, Sigma), 1% (v/v) de aminoácidos não essenciais (M7145, Sigma), 50 µg/mL de ácido ascórbico (A5960, Sigma), 100 lU/mL de penicilina, 100 µg/mL de estreptomicina e 1% de anfotericina. A mistura ITS foi adicionada ao meio de cultura a 10 µg de insulina/mL (11507, Sigma), 5,5 µg de transferrina/mL (T3309, Sigma) e 7 µg de selénio de sódio ite/mL (257710, Sigma). A FSH porcina recombinante (F8174, Sigma) a 5 lU/mL foi adicionada como fator de sobrevivência (McGee *et al.*, 1997). O nível de progesterona no soro da cadela em estro foi medido por imunoensaio enzimático de fluorescência utilizando um analisador automático de imunoquímica de fluorescência.

Para investigar os efeitos do GDF-9 e/ou do VEGF, adicionou-se GDF-9 humano recombinante (200 ng/mL; 00022-01-20, Sigma) e/ou VEGF (200 ng/mL; 4363-00, Funakoshi) ao meio de cultura de cada uma das três culturas paralelas da mesma amostra de biópsia (Hreinsson *et al.*, 2002). O meio de cultura sem GDF-9 e VEGF foi utilizado como controlo negativo. As peças de tecido ovárico foram cultivadas a 37°C numa incubadora humidificada com 5% de CO_2 no ar, durante 7 e 14 dias, em filtros flutuantes (0,4 pm Millicell culture well inserts) colocados em placas de 24 poços. As inserções continham 100 µL de meio de cultura com um adicional de 400 µL de meio de cultura no poço circundante. Os meios de cultura foram retirados e reabastecidos de dois em dois dias.

Exame histológico de tecidos ovarianos em cultura

Os tecidos dos ovários caninos foram fixados com formalina a 10% a 4°C. As peças de tecido (5 pm de espessura) obtidas a partir de um micrótomo rotativo foram montadas em lâminas de vidro lisas (S2226, Matsunami) e coradas com hematoxilina (3002-2, Muto Pure Chemicals, Tóquio, Japão) e eosina (3204-2, Muto Pure Chemicals) para avaliação por microscopia ótica. Para evitar a dupla contagem de folículos, foram descartadas 16 secções antes de a seguinte ser montada na lâmina, num total de 5 campos de visão. Os folículos ao nível do núcleo do oócito em todas as secções seriadas foram classificados com base na morfologia e no número de células foliculares, tal como previamente descrito por Songsasen e Wildt (2007): (1) folículo primordial (um oócito sem uma ZP rodeado por uma única camada de células da granulosa achatadas); (2) folículo primário (oócito com ZP distinta rodeado por uma única camada de células da granulosa cuboidais); (3) folículo secundário (oócito rodeado por várias camadas de células da granulosa); (4) folículo pré-antral (espaço entre as células da granulosa ou uma cavidade segmentada com dois ou mais compartimentos) ou (5) folículo antral (uma cavidade grande e contínua).

As taxas de sobrevivência dos folículos foram calculadas como o número de folículos em cada uma das quatro culturas paralelas/número de folículos em amostras de tecido ovárico não cultivadas x 100.

Análise estatística

Todos os dados foram expressos como média ± DP. As comparações das médias e das taxas de sobrevivência dos folículos foram efectuadas através da ANOVA de Kruskal-Wallis em Ranks seguida das comparações múltiplas de Dunn. Todas as estatísticas foram calculadas com a ajuda do software JMP v5.0.1 (SAS campus drive, Ca ry, NC, EUA) ou Graphpad Prism v4 (Graphpad Software, Inc., San Diego, CA). As diferenças de $P < 0,05$ foram consideradas significativas.

Todas as experiências foram efectuadas de acordo com as diretrizes para o tratamento e utilização de animais aprovadas pela Universidade de Agricultura e Medicina Veterinária de Obihiro

3.3. Resultados

Expressão da proteína GDF-9 em ovários de cadela

Os resultados da imunohistoquímica em secções de ovário contendo folículos primordiais, primários, secundários, pré-antrais e antrais, bem como corpos lúteos, estão resumidos na Tabela 3.1. A imunohistoquímica mostrou que a proteína GDF-9 foi expressa em oócitos de cães a partir do estágio de folículo primordial (Fig. 3.1A). O GDF-9 apresentou-se tanto nos oócitos como nas células da granulosa dos folículos primários (Fig. 3.1B), secundários (Fig. 3.1C), pré-antrais (Fig. 3.1D) e antrais (Fig. 3.1E). Ocasionalmente, o GDF-9 foi expresso nas células da granulosa mural e nas células theca dos folículos pré-antrais (Fig. 3.1D). Nos folículos antrais, as células do cumulus e as células theca apresentaram expressão positiva de GDF-9 (Fig. 3.1E, F e G). No entanto, a proteína GDF-9 não foi detectada nos CL (Fig. 3.1H).

Progressão dos folículos em cultura de órgãos

Após 7 dias de tratamento com GDF-9 e/ou VEGF, como mostra a Tabela 3.2, o número de folículos primordiais foi significativamente reduzido ($P < 0,05$) em comparação com o grupo de controlo. No entanto, o tratamento com GDF-9 e/ou VEGF aumentou significativamente o número de folículos secundários em comparação com o grupo de controlo ($P < 0,05$). Além disso, o número de folículos pré-antrais nos grupos GDF-9, VEGF e GDF-9+VEGF foi de 0,27±0,21, 0,21±0,18 e 0,62±0,50, respetivamente, significativamente mais elevado ($P < 0,05$) do que no grupo de controlo (0,05±0,10). Além disso, o tratamento com GDF-9 e GDF-9+VEGF aumentou o número total de folículos em 4,40±3,54 e 6,11±4,84, respetivamente. Estes valores foram significativamente mais elevados ($P < 0,05$) do que o controlo (3,06±4,99) e não foram significativamente diferentes em comparação com o grupo não cultivado (5,37±7,14).

Após 14 dias de tratamento (Tabela 3.2), o número de folículos primordiais foi baixo quando tratados com GDF-9, VEGF e GDF-9+VEGF em comparação com o controlo (P > 0,05).

O número de folículos secundários nos grupos GDF-9 e GDF-9+VEGF foi de 1,33+0,77 e 1,74+0,72, significativamente superior (P <0,05) ao controlo (0,40+0,33). No número de folículos pré-antrais, o tratamento com GDF-9+VEGF (0,98+0,57) foi significativamente maior (P <0,05) do que os outros grupos experimentais. Além disso, o número total de folículos foi de 5,47+3,46 quando tratados com GDF-9+VEGF que foi significativamente maior (P < 0,05) do que o controlo (2,31+2,55), GDF-9 (3,73+2,88) e VEGF (3,24+2,64).

Taxas de progressão/sobrevivência dos folículos

Nas culturas contendo GDF-9 e GDF-9+VEGF, as taxas de sobrevivência foram de 79,91+14,45% e 108,65+20,57%, respetivamente, mais elevadas (P < 0,05) do que no controlo (50,22+11,83%) após 7 dias de cultura (Fig. 3.2). Não foi observada diferença significativa na proporção de sobrevivência folicular entre as culturas contendo GDF-9 ou VEGF após 7 ou 14 dias. No entanto, após 14 dias de cultura, a proporção de sobrevivência folicular foi significativamente mais elevada (P < 0,05) quando cultivada com GDF-9+VEGF (98,90+24,72%) do que o controlo (39,96+11,27%) e quando cultivada apenas com VEGF (57,60+7,46%).

4.4. Discussão

A expressão proteica do GDF-9 em oócitos de folículos primordiais, primários, secundários, pré-antrais e antrais em cães (Tabela 3.1) foi semelhante à relatada em suínos (Lee *et al* 2008; sun *et al* 2010), ovinos (Bodensteiner *et al* 1999), bovinos (Hosoe *et al* 2011) e caprinos (Silva *et al* 2005), onde o GDF-9 foi encontrado já em oócitos de folículos primordiais. Estas expressões são mais precoces do que as encontradas em humanos (Kedem *et al* 2011; Teixeira *et al* 2002), ratinhos (sun *et al* 2010) e ratos (Jaatinen *et al* 1999). No entanto, o GDF-9 não existia em células da granulosa (CGs) de folículos primordiais em tecidos ovarianos caninos. Em roedores (ratinhos, ratos) com um ciclo estral incompleto (ciclo estral sem formação de CL), o GDF-9 é expresso exclusivamente em oócitos (Hayashi *et al* 1999). No entanto, noutras espécies (vaca, ovelha, cabra, porco) e no cão (Fig. 3.1) com um ciclo estral completo (ciclo estral com formação de CL), o GDF-9 é expresso nas células do cumulus, bem como nos oócitos (Bodensteiner *et al.* 1999; Hosoe *et al.* 2011; Silva *et al.* 2005; Sun *et al.* 2010). A expressão de GDF-9 nos folículos primordiais caninos sugere que, uma vez que o GDF-9 é produzido pelo oócito de um determinado folículo primordial, este folículo pode começar a crescer e é possível que desempenhe um papel importante na progressão dos folículos.

Nos folículos antrais caninos, a proteína GDF-9 estava presente no oócito, no cumulus e nas células da granulosa mural (Tabela 3.1). O padrão de expressão do GDF-9 nos folículos antrais é semelhante ao descrito para bovinos (Hosoe *et al.* 2011), ovinos (Elisabeth *et al.* 2007; Mery *et al.* 2007) e caprinos (Bodensteiner *et al.* 1999, Silva *et al.* 2005), mas não para roedores (Jaatinen *et al.* 1999; Sadeu *et al.* 2008; Sun *et al.* 2010). Nas células da granulosa em cultura, o GDF-9 estimula a esteroidogénese (Noriko *et al* 2002), a síntese de prostaglandina E2 r eceptor e progesterona pelas células da granulosa (Silva *et al* 2005). Além disso, o GDF-9 induziu a hialuronano sintase 2 (Has2) e a ciclooxigenase 2 (Cox2), e suprime o ativador do plasminogénio da uroquinase (uPA) e o mRNA do recetor da hormona luteinizante (LHR) (Elvin *et al* 2000). Uma vez que a indução de Has2 e a supressão de uPA nas células do cumulus são os eventos-chave na produção da matriz extracelular rica em ácido hialurónico que é produzida durante a expansão do cumulus (Gui e Joyce 2004; Xuemei e Martin 2002), por conseguinte, elucida um papel importante na expansão do cumulus, que poderia dar origem a uma via de pensamento interessante que pode ser abordada em estudos futuros, tais como a maturação in vitro de oócitos caninos com meios contendo GDF-9. Além disso, a proteína GDF-9 foi detectada no tecido da teca do folículo antral do cão (Tabela 3.1 e Fig. 3.1). A importância do GDF-9 para o desenvolvimento das células teca foi demonstrada nos folículos nulos de GDF-9 em ratinhos que não conseguiram formar camadas teca, pelo que o GDF-9 é necessário para recrutar precursores teca para rodear o folículo (Dong *et al.*, 1996). No entanto, o GDF-9 não foi detectado em corpos lúteos (Tabela 3.1 e Fig. 3.1), o que é semelhante ao de roedores (Sadeu *et al.* 2008; Sun *et al.* 2010) e suínos (Lee *et al.* 2008), e em contraste com o relatório de caprinos (Silva *et al.* 2005) e humanos (Aaltonen *et al.* 1999; Oron *et al.* 2010). Por conseguinte, o GDF-9 pode funcionar como um fator parácrino segregado pelo oócito para regular várias enzimas-chave das células da granulosa envolvidas na expansão do cumulus e na manutenção de um microambiente oocitário ótimo em cães. Por conseguinte, foi elucidado um papel importante na expansão do cumulus (Gui e Joyce 2004; Xuemei e Martin 2002), que poderia dar origem a uma via de pensamento interessante que pode ser abordada, por exemplo, na cultura in vitro de folículos em ovários caninos com meios contendo GDF-9.

Como se mostra na Tabela 3.2, o tratamento com GDF-9 promoveu a transição dos folículos primordiais em ovários caninos criopreservados in vitro, levando a uma diminuição da proporção de folículos primordiais e a um aumento concomitante da proporção de folículos primários. O GDF-9 também aumentou o número de folículos secundários e pré-antrais (Quadro 3.2). Nilsson e Skinner (2002) demonstraram que o tratamento com GDF-9 promove o crescimento dos folículos primários em ovários de ratos neonatos in vitro, mas não tem qualquer efeito sobre o crescimento dos folículos primordiais. No entanto, Vitt *et al* (2000) verificaram que o tratamento com GDF-9 in vivo resultou numa diminuição dos folículos primordiais em comparação com o controlo, o que sugere que o GDF-9 promove a transição do folículo primordial .

O possível modo de ação através do qual o GDF-9 estimula a progressão e o desenvolvimento folicular pode ser através da indução do recetor de LH, da síntese de androgénios tecais, da produção de inibina pelas células da granulosa e da expansão do cumulus (Sun *et al* 2010). Gui e Joyce (2004) demonstraram que os oócitos regulam a expansão do cumulus no rato através do GDF-9. Wang e Roy (2006) demonstraram que a foliculogénese induzida é comprometida pelo GDF-9. A deleção do gene GDF-9 em ratos resulta na paragem da foliculogénese para além da fase primária (Hayashi *et al.*, 1999).

Além disso, o número total de folículos e as taxas de sobrevivência dos folículos cultivados com GDF-9 e VEGF foram equivalentes aos observados nos não cultivados após 7 e 14 dias (Tabela 3.2 e Fig. 3.2). O GDF-9 e o VEGF promovem a transição de folículos primordiais para folículos primários até folículos pré-natais in vitro. Resultados semelhantes foram relatados por Hreinsson *et al* (2002) que, em humanos, o GDF-9 promoveu a viabilidade folicular durante 14 dias e a progressão folicular durante a cultura in vitro de folículos encerrados em tecido ovárico.

A expressão e a produção de VEGF no ovário são fundamentais para a função reprodutiva normal e pensa-se que estão envolvidas no processo de ovulação e formação do antro (Kaczmarek *et al* 2005). O VEGF desempenha um papel proeminente na angiogénese dos folículos ováricos, favorece o fornecimento de sangue periférico aos folículos pré-antrais e ajuda a criar e manter a vascularização do CL (Ferrari *et al* 2006). Como se pode ver na Tabela 3.2, esta experiência mostrou que o VEGF promove a sobrevivência e a progressão dos folículos primordiais e dos folículos primários para os folículos secundários e pré-antrais após a cultura in vitro de folículos encerrados em tecido ovárico. Este resultado está de acordo com Kaczmarek *et al* (2005), que indicaram que o aumento do número de folículos predominantes destinados à ovulação aumentava com o aumento da expressão de VEGF durante a fase folicular. Também Shimizu *et al* (2003) referiram que a injeção de fragmentos do gene VEGF em ovários de marrãs tratadas com gonadotrofina coriónica equina (eCG) aumenta o número de folículos grandes e o desenvolvimento da rede vascular na camada teica. Além disso, a administração ovariana direta de VEGF aumentou o número de folículos pré-antrais no ovário da ratazana (Danforth *et al.*, 2003). Além disso, a administração direta de VEGF no ovário diminuiu a apoptose ovárica em ratinhos (Quintana *et al* 2004), e a administração intraperitoneal de VEGF estimulou a angiogénese folicular na camada interna da teca e aumentou o número de folículos pré-ovulatórios saudáveis e de ovócitos ovulados em ratos (lijima *et al* 2005). Além disso, Greenaway *et al* (2005) indicaram que o VEGF tem um papel citoprotector nas células da granulosa extravasculares bovinas, protegendo-as assim contra a morte celular apoptótica e a atresia folicular e sub sequentemente aumenta a viabilidade folicular. Assim, parece que o VEGF parece desempenhar um papel importante em vários processos reprodutivos no ovário, como a formação do antro e o desenvolvimento folicular, e pode ter um papel na maturação dos oócitos.

Em conjunto, isto explicaria a melhoria significativa da progressão e da sobrevivência dos folículos após a cultura dos tecidos ovarianos caninos em meio contendo GDF-9 e VEGF, em comparação com o controlo.

Resumo

O processo sinergético do desenvolvimento folicular é regulado principalmente pela interação complexa entre as gonadotrofinas da glândula pituitária e os factores de crescimento locais. A expressão de GDF-9 em folículos de cadela foi detectada por imunohistoquímica, e os efeitos de GDF-9 e VEGF na progressão folicular e sobrevivência após cultura in vitro de folículos em tecido ovárico criopreservado foram examinados. Foram criopreservadas fatias do córtex do ovário de cadela e, após descongelação, os tecidos foram cultivados durante 7 e 14 dias na presença e ausência de GDF-9 e VEGF. Os resultados mostraram que o GDF-9 foi detectado nos oócitos a partir dos folículos primordiais, além de também se apresentar nas células da granulosa, mas não foi detectado no CL. O GDF-9 e o VEGF causaram uma diminuição na percentagem de folículos primordiais e um aumento concomitante nas percentagens de folículos primários que mostraram início de crescimento e atingiram os estádios de desenvolvimento secundário e pré-antral após 7 e 14 dias. A taxa de sobrevivência folicular também melhorou na presença de GDF-9 e VEGF após 7 e 14 dias em cultura. Em conclusão, verificou-se que o GDF-9 e o VEGF promovem a progressão do desenvolvimento do folículo primordial, têm um impacto positivo na sobrevivência folicular e constituem uma abordagem alternativa para estimular o desenvolvimento folicular precoce em cães.

Tabela 3.1. Expressão da proteína GDF-9 em diferentes fases de desenvolvimento dos folículos e do corpo lúteo no ovário.

Estrutura	Cão	[1]Humano	[2]Rato	[3]Ratos	[4]Gado	[5]Ovinos	[6]Cabra	[7]Porco
Folículo primordial								
Oócito	+	-	-	-	+	+	+	+
Células granulosas	-	-	-	-	+	+	-	+
Folículo primário								
Oócito	+	+	+	+	+	+	+	+
Células granulosas	+	+	-	-	+	+	+	+
Folículo secundário								
Oócito	+	+	+	+	+	+	+	+
Células granulosas	+	+	-	-	+	+	+	+
Folículo pré-antral								
Oócito	+	+	+	+	+	+	+	+
Células cumulus	+	N/A	-	-	+	+	+	+
Células granulosas murais	-/+	+	-	-	+	+	+	+
Células Teca	-/+	N/A	-	-	N/A	N/A	-	N/A
Folículo antral								
Oócito	+	+	+	+	+	+	+	+
Células cumulus	+	N/A	-	-	+	+	+	+
Células granulosas murais	+	+	-	-	+	+	+	+
Células Teca	+	N/A	-	-	N/A	N/A	-/+	N/A
Corpo lúteo	-	+	-	-	N/A	N/A	+	-

+, expresso; -/+, ocasionalmente encontrado; -, ausente; N/A, não disponível.

1 Aaltonen *et al* (1999), Oron *et al* (2010)

2 Jaatinen *et al* (1999), Silva *et al* (2004)

3 Sadeu *et al* (2008), Sun *et al* (2010)

4 Bodensteiner *et al* (1999), Hosoe *et al* (2011)

5 Elisabeth *et al* (2007), Mery *et al* (2007)

6 Bodensteiner *et al* (1999), Silva *et al* (2004)

7 Prochazka *et al* (2004), Lee *et al* (2008)

Tabela 3.2. Média (± DP) número de folículos no tecido ovárico/mm² após cultura in vitro.

Cultura (dias)	Tratamento	Número de tecidos	Número de folículos				
			Primordial	Primário	Secundário	Preantral	Total
	Sem cultura	36	3.34 ± 2.21^{a}	1.41 ± 1.15^{a}	0.60 ± 0.51^{a}	0.00 ± 0.00^{a}	$5,37 \pm 7,14^{ade}$
7	Controlo	36	1.79 ± 2.00^{b}	0.81 ± 0.56^{b}	0.39 ± 0.37^{a}	0.05 ± 0.10^{a}	$3,06 \pm 4,99^{bc}$
	GDF-9	36	$0,89 \pm 0,50^{cd}$	1.82 ± 0.88^{c}	$1,41 \pm 0,84^{bce}$	0.27 ± 0.21^{b}	4.40 ± 3.54^{d}
	VEGF	36	$0,91 \pm 0,57^{cd}$	$1,14 \pm 0,66^{ab}$	$1,17 \pm 0,61^{bd}$	0.21 ± 0.18^{b}	3.45 ± 2.64^{b}
	GDF-9+VEGF	18	1.21 ± 0.97^{d}	2.44 ± 1.25^{d}	1.83 ± 1.16^{e}	$0,62 \pm 0,54^{cd}$	6.11 ± 4.84^{e}

14	Controlo	36	$1,13 \pm 0,83^{cd}$	0.75 ± 0.41^{b}	0.40 ± 0.33^{a}	0.02 ± 0.05^{a}	2.31 ± 2.55^{c}
	GDF-9	36	0.65 ± 0.50^{c}	1.26 ± 0.77^{a}	$1,33 \pm 0,77^{bc}$	0.48 ± 0.32^{c}	$3,73 \pm 2,88^{bd}$
	VEGF	36	$0,82 \pm 0,52^{cd}$	1.20 ± 0.76^{a}	1.00 ± 0.54^{d}	0.20 ± 0.21^{b}	3.24 ± 2.64^{b}
	GDF-9+VEGF	18	$0,90 \pm 0,52^{cd}$	$1,84 \pm 1,11^{cd}$	$1,74 \pm 0,72^{ce}$	0.98 ± 0.57^{d}	5.47 ± 3.46^{e}

$^{a-e}$ dentro de uma coluna, as médias sem um sobrescrito comum diferem entre si *(P* < 0,05).

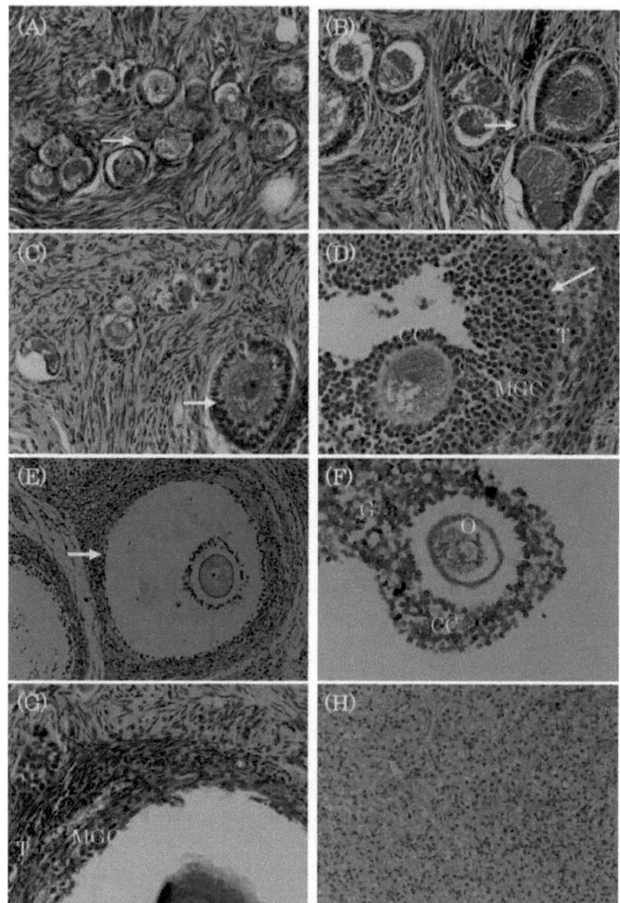

Figura 3.1. Imunoreactividade do GDF-9 nas diferentes estruturas encontradas nos ovários de cadela. (A) Folículo primordial (seta); (B) Folículo primário (seta); (C) Folículo secundário (seta); (D) Folículo pré-antral (seta); (E, F e G) Folículo antral (seta); O, oócito; CC, células do cumulus; MGC, células da granulosa mural; T, células theca; (H) Corpo lúteo. A expressão é corada com castanho; o núcleo é corado com azul.

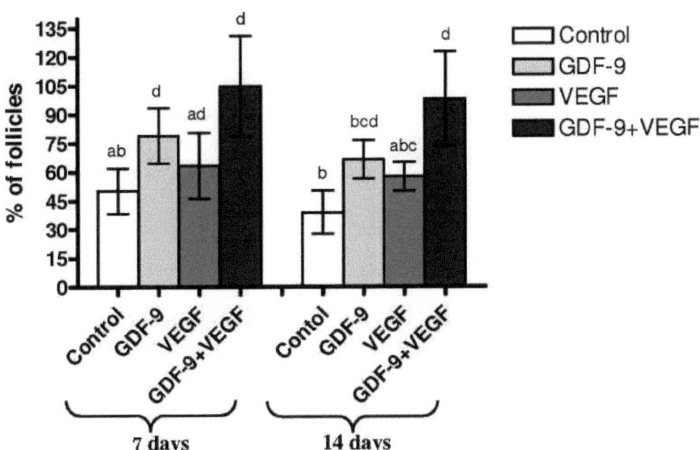

Figura 3.2. Progressão/sobrevivência de folículos caninos encerrados em tecido ovárico cultivados in vitro durante 7 e 14 dias com e sem GDF-9 e/ou VEGF. Os diferentes sobrescritos $^{a\text{-}d}$ indicam que as diferenças entre os tratamentos são significativamente diferentes; $P < 0,05$.

Discussão geral

Os potenciais benefícios das técnicas de reprodução assistida, incluindo a fertilização in vitro e a fertilização in vitro na espécie canina, estão relacionados com a proteção de espécies que estão expostas à extinção. No entanto, as caraterísticas particulares da singularidade fisiológica inerente à fisiologia dos gâmetas complicaram a adaptação dos conhecimentos biotecnológicos adquiridos corno os de outras espécies. Assim, em contraste com a maioria das espécies de mamíferos, a cadela doméstica ovula oócitos imaturos no estádio GV e os oócitos precisam de 2 a 3 dias após a ovulação nas regiões superiores do oviduto para estarem maduros. Além disso, a cadela é monoéstrica, poliovulatória e não sazonal. O conhecimento da maturação e fertilização in vitro de oócitos tornou-se um ponto de convergência da investigação científica e desenvolveu-se na última década. Existem várias abordagens na tentativa de melhorar a percentagem de MIV dos oócitos caninos, utilizando factores de crescimento, gonadotrofinas, esteróides, hormonas e suplementos proteicos no meio de maturação. No entanto, registaram-se poucos progressos e as taxas de MIV dos oócitos de cadelas situam-se na ordem dos 20-25% (Bolamba *et al* 1998; Bolamba *et al* 2002; Kim *et al* 2005; Luvoni *et al* 2005). As taxas mais baixas têm sido associadas a um fraco desenvolvimento embrionário mental nas pistas de FIV caninas. Por conseguinte, é necessário fornecer uma nova estratégia para melhorar a reprodução assistida em canídeos, em particular o sistema de maturação in vitro de oócitos e folículos.

No Capítulo 1, foram investigados os efeitos do BCM relativamente à sua capacidade de apoiar a maturação nuclear de oócitos caninos recuperados de ovários de cães domésticos em estados reprodutivos aleatórios. Os resultados mostraram que a suplementação do meio de maturação com BCM a uma concentração de 30% aumentou significativamente as taxas de MII e diminuiu significativamente as taxas de degeneração. Além disso, o aumento do tempo de incubação de 72 para 96 h está associado não só a um aumento da taxa de degeneração dos ovócitos caninos, mas também a uma potencial diminuição da taxa global de recomeço da meiose. Assim, o intervalo ideal para a MIV de oócitos caninos parece ser de 72 h, o que também se correlaciona com relatórios anteriores (Otoi *et al* 2004; Songsasen *et al* 2003; Suzukamo *et al* 2009) que indicaram que um tempo de incubação mais prolongado aumenta a degeneração dos oócitos em cães. O possível modo de ação do BCM pode ser através de factores de crescimento que são produzidos pelas células da granulosa dos oócitos bovinos de forma parácrina/autócrina. Foi demonstrado que factores como o EGF, a activina, o TGF-0 e o bFGF estimulam a atividade mitótica das células da granulosa bovinas e/ou o crescimento das células da granulosa ou dos folículos em cultura e desempenham um papel importante no recomeço da meiose (Wandji *et al.,* 1994).

No Capítulo 2, uma vez que as células da granulosa desempenham indubitavelmente um papel importante no processo de maturação dos oócitos, foi examinado o efeito de monocamadas de células da granulosa na maturação nuclear de oócitos caninos. Além disso, os oócitos recolhidos em diferentes fases do ciclo estral foram utilizados para detetar a relação entre a fase do ciclo reprodutivo e a competência meiótica dos oócitos. Os resultados mostraram que a presença de BGML aumentou a incidência da expansão das células do cumulus dos COCs, independentemente do ciclo estral e do tempo. A percentagem máxima de oócitos com expansão do cumulus ocorreu às 72 h de incubação quando os oócitos caninos amadureceram in vitro em co-cultura BGML. Além disso, a proporção de oócitos que retomaram a meiose foi de 27,0% para os oócitos obtidos durante as fases de estro e/ou diestro, o que foi significativamente mais elevado do que os oócitos co-cultivados no grupo CGML e no grupo de controlo. Além disso, as taxas de maturação até ao estádio MII dos oócitos de cadelas em estro e/ou diestro foram significativamente mais elevadas do que as das cadelas em anestro. Estes resultados indicam que a fase do ciclo estro é importante para o sucesso do recomeço da meiose (Luvoni *et al* 2001; Willingham-Rocky *et al* 2003). As diferenças na competência meiótica dos oócitos ao longo das fases do ciclo estral são muito provavelmente devidas à exposição destes oócitos a um ambiente folicular enriquecido com estradiol, progesterona e outros factores desconhecidos.

O efeito do BGML é provavelmente mediado por vários factores de promoção da meiose produzidos pelas células da granulosa bovina, incluindo o EGF, a activina, o TGF-0 e o bFGF. Existe um conjunto substancial de investigação que introduziu o conceito de que estes factores de crescimento estimulam a MIV dos oócitos em algumas espécies de mamíferos, incluindo roedores (Tsafriri e Hsue h 1989), bovinos (Lonergan *et al* 1996) e humanos (Goud *et al* 1998). É provável que tais factores não sejam específicos de cada espécie, e foi muito intrigante que o que parecia ser factores difusíveis/parácrinos do BGML tenha levado ao efeito benéfico da co-cultura de BGML na maturação meiótica dos oócitos neste capítulo. Além disso, as células da granulosa bovina podem segregar concentrações elevadas de estrogénio e progesterona quando suplementadas com FCS ou BSA (Mingoti *et al* 2002), e os efeitos positivos do estrogénio e da progesterona na MIV de oócitos caninos foram demonstrados em cães domésticos (Kim *et al* 2005). Além disso, os resultados mostraram uma relação significativa entre a maturação in vitro de oócitos e a presença de células do cumulus (Tabela 2.2 e Tabela

2.3). Uma vez que a ligação com as células do cumulus nos oócitos caninos persistiu in vivo até à fase de mórula (Renton *et al* 1991), o papel das células do cumulus nos canídeos pode ser mais importante do que noutras espécies.

Com base nestes resultados, foi examinado o perfil de competência nuclear de oócitos com/sem contacto entre oócitos e células da granulosa. Os resultados mostraram que a taxa de maturação para o MII dos oócitos co-cultivados em BGML diretamente foi significativamente mais elevada do que a dos oócitos co-cultivados com BGML indiretamente (Quadro 2.4). As diferenças na competência meiótica dos oócitos devem-se, muito provavelmente, à influência do contacto direto no estado funcional das junções de hiato entre as células da granulosa e os oócitos, e a presença e persistência de comunicações entre as células da granulosa e os oócitos está correlacionada com a capacidade dos oócitos para retomar a meiose. Estes resultados estão de acordo com a experiência anterior utilizando BCM (Capítulo 1), podem explicar por que razão a percentagem do estádio MII não é superior à obtida em alguns estudos anteriores (Bolamba *et al* 1998; Bolamba *et al* 2002; Kim *et al* 2004; Kim *et al* 2005; Luvoni *et al* 2005) e confirmam a importância do contacto direto entre as células da granulosa e os oócitos para o recomeço da meiose.

A foliculogénese ovárica é um processo compatível, que é acompanhado pela proliferação celular e pela diferenciação folicular, e a regulação do desenvolvimento folicular é efectuada através de uma interação complexa entre as gonadotrofinas (FSH e LH) da glândula pituitária e os factores de crescimento locais. Uma vez que as acções das hormonas segregadas pelo hipotálamo e pela pituitária anterior estão bem caracterizadas, o Capítulo 3 centrou-se na distribuição da proteína GDF-9 durante a foliculogénese canina. Os resultados mostraram que o GDF-9 se expressa nos oócitos do folículo primordial em diante (Tabela 3.1 e Fig. 3.1). A expressão de GDF-9 nos folículos caninos muito precoces, sem crescimento, sugere que, uma vez produzido pelo oócito de um determinado folículo primordial, este folículo poderia começar a crescer e é possível que possa desempenhar um papel importante na progressão posterior dos folículos. De acordo com estes resultados, foi examinado o efeito do GDF-9 na progressão e sobrevivência dos folículos. Quando os tecidos ovarianos caninos criopreservados foram cultivados em meios suplementados com GDF-9 e/ou VEGF, o crescimento da transição dos folículos primordiais foi promovido in vitro, levando a uma diminuição da proporção de folículos primordiais e a um aumento concomitante da proporção de folículos primários até aos folículos pré-antrais. Além disso, os meios que contêm GDF-9 e VEGF aumentaram a viabilidade dos folículos em comparação com o controlo após 7 e 14 dias de cultura, sendo a proporção de folículos viáveis mais elevada quando cultivados com GDF-9+VEGF em comparação com apenas VEGF. Certamente, este sistema de cultura de folículos caninos pode abrir uma nova janela para novas investigações e pode ser alargado à cultura in vitro de folículos e à MIV de oócitos.

O passo seguinte seria a obtenção de um elevado número de oócitos meióticos competentes para posterior FIV após a MIV de oócitos e folículos caninos com BGML, GDF-9 e VEGF e, subsequentemente, a produção de crias vivas a partir da transferência de embriões derivados de MIV/FIV ou MIV/injeção intracitoplasmática de espermatozóides ICSI.

Resumo

As técnicas de reprodução assistida, incluindo a fertilização in vitro e a fertilização in vitro, são supostas responder às questões reprodutivas das espécies caninas. No entanto, o conhecimento das técnicas de reprodução assistida nas espécies canídeas é, na melhor das hipóteses, rudimentar em comparação com outros mamíferos domésticos. A compreensão incompleta dos eventos associados à MIV é imputada à fisiologia reprodutiva das espécies. O recomeço da meiose é um processo biologicamente complexo que decorre sob os efeitos orquestrados de factores internos e externos. As estratégias de cultura baseiam-se na investigação de diferentes compostos de meio ou sistemas alternativos in vitro, que podem preservar melhor a integridade funcional dos COCs e expô-los a condições de cultura adequadas para suportar a sua viabilidade e promover a sua competência in vitro. No entanto, múltiplos aspectos estão envolvidos na maturação dos oócitos e várias estratégias têm sido investigadas para atingir estes objectivos, mas o sucesso foi limitado em comparação com outras espécies. Assim, o objetivo deste estudo é estabelecer um novo sistema de cultura para melhorar a reprodução assistida em canídeos, particularmente a MIV de oócitos e folículos caninos. Para conseguir a maturação completa dos oócitos caninos, foram utilizados sistemas de cultura sequencialmente diferentes para oócitos e folículos encerrados em tecido ovárico.

No Capítulo 1, para investigar os efeitos do BCM na maturação nuclear de oócitos caninos, o BCM com várias concentrações foi adicionado ao TCM-199 durante intervalos de 72 e 96 horas. Os resultados mostraram que o BCM melhorou a maturação nuclear dos oócitos caninos até MII e tem um efeito benéfico no recomeço geral da meiose. Além disso, o aumento do tempo de incubação de 72 h para 96 h no site resultou num aumento da degeneração dos oócitos e numa diminuição do recomeço da meiose. Assim, o tempo ideal para a MIV de oócitos caninos parece ser de 72 h. O impacto positivo da MFC na maturação de oócitos caninos pode ser modulado através de factores de crescimento como o EGF, a activina e o bFGF que são segregados pelas células da granulosa de oócitos bovinos durante o condicionamento da cultura de uma forma parácrina/autócrina. Com base nestas descobertas, no Capítulo 2, a BGML e a CGML foram utilizadas para investigar a sua capacidade de melhorar a maturação nuclear de oócitos caninos. Os resultados mostraram que a BGML melhorou significativamente a retoma meiótica global e aumentou a taxa de maturação (MII) para 27%, o que é significativamente mais elevado do que a CGML e os grupos de controlo. A presença de BGML diminui a incidência de degeneração dos oócitos em comparação com os grupos CGML e de controlo. Além disso, os oócitos recolhidos de cadelas em fase de estro e/ou diestro apresentaram uma taxa de maturação nuclear mais elevada em comparação com os oócitos obtidos de cadelas em fase de anestro. Assim, a fase do ciclo estral foi um dos passos fundamentais para o sucesso da maturação nuclear. No entanto, a presença de BGML melhorou a retomada meiótica geral, independentemente da fase do ciclo estral. Além disso, nos oócitos com o cumulus fechado, a taxa de recomeço da meiose foi superior à dos oócitos com o cumulus vazio, independentemente da fase do ciclo estral. Com base nestes resultados, é necessário clarificar o papel das monocamadas de células da granulosa de bovinos na maturação nuclear de oócitos caninos. Assim, foi examinado o perfil de competência nuclear de oócitos caninos com/sem contacto direto entre oócitos e células da granulosa bovinas. Os resultados mostraram que os oócitos que progrediram para além dos estádios GV e MI foram mais numerosos quando maturados por contacto direto com BGML, em comparação com os maturados indiretamente com BGML e com o controlo. Além disso, a taxa de maturação até ao MII dos oócitos co-cultivados em BGML com contacto direto foi significativamente superior à dos oócitos sem contacto direto. Estes resultados indicam que o contacto direto da BGML com oócitos caninos facilita o recomeço meiótico global durante a MIV.

Além disso, a base para o sucesso da maturação dos oócitos e da fertilização ocorre durante o crescimento e a diferenciação dos oócitos, quando estes estão em comunicação íntima com os folículos. Além disso, a interação entre as gonadotrofinas e os factores de crescimento locais é importante para a regulação do crescimento folicular. No entanto, o mecanismo de crescimento folicular in vivo ou in vitro permanece pouco claro. Por conseguinte, no Capítulo 3, a distribuição da proteína GDF-9 durante a foliculogénese canina foi investigada utilizando imunohistoquímica. Os resultados mostraram que a proteína GDF-9 foi expressa em oócitos caninos de folículos primordiais, primários, secundários, pré-antrais e antrais. Besi des, também presente nas células da granulosa de todas as fases dos folículos, exceto nos primordiais. Ocasionalmente, o GDF-9 foi expresso nas células da granulosa mural e nas células theca dos folículos pré-antrais. No entanto, nos folículos antrais, as células do cumulus e as células theca apresentaram expressão positiva de GDF-9, mas a proteína GDF-9 não foi detectada na CL canina. A expressão de GDF-9 em oócitos de folículos primordiais em diante indica que pode desempenhar um papel importante na progressão dos folículos. Por conseguinte, os folículos criopreservados contidos em tecidos ovarianos caninos foram cultivados em meios suplementados com GDF-9 e/ou VEGF durante intervalos variáveis (7 e 14 dias). Os resultados mostraram que, após 7 dias de tratamento com GDF-9 e VEGF, o número de folículos primordiais (folículos por mm^2) foi reduzido em comparação com o grupo de controlo. Além disso, o tratamento com GDF-9 e VEGF aumentou o número de folículos secundários e pré-antrais em comparação com o grupo de controlo. Da mesma forma, após 14 dias, o tratamento com GDF-9 e VEGF afectou predominantemente o número de folículos secundários e pré-antrais. Estes resultados mostraram que o tratamento com GDF-9 e VEGF diminuiu o número de folículos primordiais e concomitantemente aumentou o número de folículos primários, mostrando que o crescimento começou e atingiu os estágios de desenvolvimento secundário e pré-antral após intervalos de 7 e 14 dias. Além disso, a taxa de sobrevivência dos folículos também melhorou na cultura contendo GDF-9 e VEGF após 7 e 14 dias. Não foram observadas diferenças na proporção de sobrevivência folicular entre as culturas que continham GDF-9 ou VEGF após 14 dias, sendo a proporção de folículos viáveis significativamente mais elevada quando cultivada com GDF-9+VEGF em comparação com VEGF isolado. Para além disso, o número total de folículos e as taxas de sobrevivência dos folículos quando cultivados com GDF-9 e VEGF não foram significativamente diferentes quando comparados com os observados no grupo não cultivado após ambos os intervalos de cultura de 7 e 14 dias.

Por conseguinte, estas citocinas podem promover a progressão folicular, ter um impacto positivo na sobrevivência folicular e podem constituir uma nova abordagem para estimular o desenvolvimento folicular precoce. Esta aplicação dirá respeito à cultura in vitro de tecido ovárico criopreservado de bancos de óvulos e, eventualmente, será útil na gestão e conservação de genótipos caninos valiosos, como o nobre cão-guia para cegos.

Em conclusão, o BCM e o BGML têm um impacto positivo no sistema de maturação in vitro, bem como na retoma meiótica global dos oócitos caninos durante a MIV. Além disso, verificou-se que o GDF-9 e o VEGF promovem a progressão e a sobrevivência de folículos encerrados em tecidos ováricos criopreservados após cultura in vitro. Estes avanços recentes na MIV de oócitos e folículos caninos podem ser utilizados como pano de fundo para um maior desenvolvimento das ARTs caninas e para a compreensão da fisiologia reprodutiva, uma vez que o desenvolvimento e a aplicação bem sucedidos das ARTs dependem das biotecnologias reprodutivas básicas, em particular da MIV.

Agradecimentos

Hiroshi Suzuki, o meu orientador, por me ter aceite no seu laboratório e pela sua orientação intelectual, supervisão atenta, críticas úteis, encorajamento e supervisão atenta durante os meus estudos de doutoramento e a minha vida em Obihiro (Shookran gazeelan).

Gostaria de expressar os meus mais sinceros agradecimentos ao Ministério do Ensino Superior do Egito pela concessão da minha bolsa de estudo.

Estou profundamente grato ao Prof. Kazuyoshi Hashizume (Universidade de Iwate), ao Prof. Gen Watanabe (Universidade de Agricultura e Tecnologia de Tóquio), ao Prof. Yasutake Shimizu (Universidade de Gifu) e ao Prof. Tetsuma Murase (Universidade de Gifu) pela sua ajuda, sugestões construtivas e comentários.

Os meus sinceros agradecimentos aos Professores Yasuyuki Abe (Universidade de Yamagata), Tomoyoshi Asano (Universidade de Agricultura e Medicina Veterinária de Obihiro) e Chieko Kokubun (Universidade de Agricultura e Medicina Veterinária de Obihiro) pela sua preciosa ajuda, conselhos construtivos e amizade.

Os meus agradecimentos cordiais ao Prof. Takashi Shimizu (Universidade de Agricultura e Medicina Veterinária de Obihiro) pelos seus conselhos constantes e ajuda valiosa. Recorri em grande medida ao seu tempo.

Gostaria de agradecer à Sra. Kobayashi, à Sra. Shirasuna, à Sra. Matsumoto e à Sra. Ooshima pela sua amizade e ajuda que tornaram possível a realização deste trabalho. Gostaria de agradecer ao Hospital de Animais de Nakagawa, ao Hospital de Animais 22-JYO, ao Hospital de Animais Endo e ao Hospital de Animais Nirenoki em Obihiro pela sua ajuda e apoio.

Gostaria de agradecer a todos os membros da Unidade de Investigação de Genómica Funcional, bem como a todos os professores e colegas do Centro Nacional de Investigação de Doenças Protozoárias (Universidade de Agricultura e Medicina Veterinária de Obihiro), pela sua amizade, incentivo e ajuda que tornaram possível a realização deste trabalho. Gostaria de agradecer à Sra. Harakawa (Secretária da Unidade de Investigação do Laboratório de Genómica Funcional) pela sua ajuda e apoio. Por último, os meus agradecimentos à minha família pelo seu grande apoio e paciência.

Referências

1. Aaltonen J, Laitinen MP, Vuojolainen K, Jaatinen R, Horelli KN, Seppa L, Louhio H, Tuuri T, Sjoberg J, Bützow R, Hovata O, Dale L, Ritvos O (1999) Human growth differentiation fator 9 (GDF-9) and its novel homolog GDF-9B are expressed in oocytes during early folliculogenesis. *J Clin Endocrinol Metab.* 84: 2744-2750.

2. Abe Y, Suwa Y, Uta YY, Suzuki H (2008) Desenvolvimento pré-implantação em Labrador retriever. *J Reprod Dev.* 54: 135-137.

3. Abe Y, Suwa Y, Asano T, Ueta YY, Kobayashi N, Ohshima N, Shirasuna S, Abdel-Ghani MA, Oi M, Kobayashi Y, Miyoshi M, Miyahara K, Suzuki H (2011) Cryopreservation of canine embryos. *Biol Reprod.* 84: 363-368.

4. Abeydeera LR, Wang WH, Cantley TC, Rieke A, Day BN (1998) A co-cultura com pedaços de concha folicular pode aumentar a competência de desenvolvimento de oócitos de suínos após fertilização in vitro: relevância para o glutatião intracelular. *Biol Reprod.* 58: 213-218.

5. Agung B, Piao Y, Fuchimoto D, Senbon S, Onishi A, Otoi T, Nagai T (2010) Efeitos da tensão de oxigénio e das células foliculares na maturação e fertilização de oócitos suínos durante a cultura in vitro em fluido folicular. *Theriogenology* 73: 893-899.

6. Ali A, Sirard MA (2002) The effects of 17beta-estradiol and protein supplement on the response to purified and recombinant follicle stimulating hormone in bovine oocytes. *Zygote* 10: 65-71.

7. Andersen AC, Simpson ME (1973) The ovary and reproductive cycle of the dog (Beagle). Los Altos, CA: Geron-X Press: 1-282.

8. Barber MR, Lee SM, Steffens WL, Ard M, Fayrer-Hosken RA (2001) Immunolocalization of zona pellucida antigens in the ovarian follicle of dogs, cats, horses and elephants. *Theriogenology* 55: 1705-1717.

9. Barnes FL, Eyestone WH (1990) Early cleavage and the maternal zygotic transition in bovine embryos. *Theriogenology* 33: 141-152.

10. Bodensteiner KJ, Clay CM, Moeller CL, Sawyer HR (1999) Molecular cloning of the ovine growth/differentiation fator-9 gene and expression of growth/differentiation fator-9 in ovine and bovine

ovaries. *Biol Reprod.* 60: 381-386.

11.Bogliolo L, Zedda MT, Ledda S, Leoni G, Naitana S, Pau S (2002) Influence of co-culture with oviductal epithelial cells on in vitro maturation of canine oocytes. *ReprodNutr Dev.* 42: 265-273.

12.Bolamba D, Borden-Russ KD, Durrant BS (1998) In vitro maturation of domestic dog oocytes cultured in advanced preantral and early antral follicles. *Theriogenology* 49: 933-942.

13.Bolamba D, Russ KD, Olson MA, Sandler JL, Durrant BS (2002) Maturação in vitro de oócitos de cadela de folículos pré-antrais avançados em meio fluido de oviduto sintético: o soro não é essencial. *Theriogenology* 58: 1689-1703.

14.Bolamba D, Russ KD, Harper SA, Sandler JL, Durrant BS (2006) Effects of epidermal growth fator and hormones on granulosa expansion and nuclear maturation of dog oocytes in vitro. *Theriogneology* 65: 1037-1047.

15.Brown BW, Radziewic T (1998) Production of sheep embryos in vitro and development of progeny following single and twin embryo transfers. *Theriogenology* 49: 1525-1536.

16.Brucker NJ, Alexander GD, Hodgen, Sandow BA (1991) Transforming growth fator-alpha augments meitic maturation of cumulus cell-enclosed mouse oocytes. *Mol Reprod Dev.* 28: 94-98.

17.Buccione R, Schroeder AC, Eppig JJ (1990) Interações entre células somáticas e células germinativas ao longo da oogénese em mamíferos. *Biol Reprod.* 43: 543-547.

18.Carneiro G Lorenzo P, Primentel C, Pegoraro L, Bertolini M, Ball M, Anderson G Liu I (2001) Influence of insulin-like growth fator-I and its interaction with gonadotropins, estradiol, and fetal calf serum on in vitro maturation and parthenogenic development in equine oocytes. *Biol Reprod.* 65: 899-905.

19.Chian RC, Asangla A, Clarke HJ, Tulandi T, Tan SL (1999) Produção de esteróides a partir de células do cumulus humano tratadas com diferentes concentrações de gonadotropinas durante a cultura in vitro. *Fertil Steril.* 71: 61-66.

20.Cinone GA, Caira M, Dell'Aguila ME, Minola P (1992) Collection and maturation of oocytes in the bitch. 12° Congresso Internacional de Reprodução Animal, *Haia, Países Baixos*, 1767-1769.

21.Coleman NV, Shagiakhmetova GA, Lebedeva IY, Kuzmina TI, Golubev AK (2007) Maturação in vitro e capacidade de desenvolvimento precoce de oócitos bovinos cultivados em fluido folicular puro e suplementação com parede folicular. *Theriogenology* 67: 1053-1059.

22.Concannon PW, McCann JP, Temple M (1989) Biology and endocrinology of ovulation, pregnancy and parturition in the dog. *J Reprod Fertil Suppl*. 39: 3-25.

23.Coskun S, Sanbuissho A, Lin YC, Rikihisa Y (1991) Fertilization and subsequent developmental abili ty of bovine oocytes matured in medium containing epidermal growth fator EGF. *Theriogenology* 36: 485-494.

24.Coskun S, Lin YC (1994) Effect of transforming growth factors and activin-A on in vitro porcine oocyte maturation. *Mol Reprod Dev*. 38: 153-159.

25.Danforth DR, Arbogast LK, Ghosh S, Dickerman A, Rofagha R, Friedman CI (2003) Vascular endothelial growth fator sStimulates preantral follicle growth in the rat ovary. *Biol Reprod.* 68: 1736-1741.

26.De los Reyes M, De Lange J, Miranda JP, Claudio B (2005) Effect of human chorionic gonadotrophin supplementation during different culture periods on in vitro maturation of canine oocytes. *Theriogenology* 64: 1-11.

27.Ding J, Foxcroft GR (1994) Epidermal growth fator enhances oocyte maturation in pigs. *Mol Reprod Dev*. 39: 30-40.

28.Dong J, Albertine DF, Nishimori K, Kumar TR Lu N, Matzuk MM (1996) Growth differentiation fator-9 is required during early ovarian folliculogenesis. *Nature* 383: 531-535.

29.Downs SM (1989) Specificity of epidermal growth fator action on maturation of the murine ocyte and cumulus oophorus in vitro. *Biol Reprod.* 41: 371-379.

30.Durlinger AL, Visser JA, Themmen AP (2002) Regulation of ovarian function: the role of anti-Mullerian hormone. *Reproduction* 124: 601-609.

31.Elisabeth SF, Jennifer LJ, Peter S, Michelle CF, O'Connell RA, Stephen BL, Susan MG, George HD, Kenneth PM (2007) Patterns of expression of messenger RNAs encoding GDF9, BMP15, TGFBR1, BMPR1B, and BMPR2 during follicular development and characterization of ovarian follicular populations in ewes. *Biol Reprod.* 77: 990-998.

32.Elvin JA, Yan C, Matzuk MM (2000) Growth differentiation fator-9 stimulates progesterone synthesis in granulosa cells via a prostaglandin E2/EP2 recetor pathway. *Proc Natl Acad* Sci. 97: 10288-10293.

33.England GCW, Verstegen JP, Hewitt DA (2001) Pregnancy following in vitro fertilization of canine oocytes. *Vet Rec.* 148: 20-22.

34.Farstad W (2000) Current state in biotechnology in canine and feline reproduction. *Anim Reprod Sci.* 60-61: 375-387.

35.Ferrari B, Pezzuto A, Barusi L, Coppola F (2006) Follicular fluid vascular endothelial growth fator concentrations are increased during GnRH antagonist/FSH ovarian stimulation cycles. *Eur J Ob Gyn Reprod Biol.* 124: 70-76.

36.Fuente RDL, O'Brien M, Eppig JJ (1999) O fator de crescimento epidérmico aumenta a competência de desenvolvimento pré-implantação de oócitos de ratinho em maturação. *Hum Reprod.* 14: 3060-3068.

37.Geva E, Jaffe RB (2000) Role of vascular endothelial growth fator in ovarian physiology and pathology. *Fertil Steril.* 74: 429-438.

38.Gilula EM, Beers WH (1978) Cell-to-cell communication and ovulation: a study of the cumulus oocyte complexes. *J Cell Biol.* 78: 58-75.

39.Gonzalez R, Ruiz-Le Y, Gomendio M, Roldan ERS (2010) O efeito dos glucocorticóides na maturação in vitro de oócitos de ratinho e subsequente fertilização e desenvolvimento embrionário. *Toxicol In Vitro.* 24: 108-115.

40.Goud PT, Goud AP, Qian C, Laverge H, Van Der Elst J, De Sutter P, Dhont M (1998) In vitro maturation of human germinal vesicle stage oocytes: role of cumulus cells and epidermal growth fator in the culture medium. *Human Reprod.* 13: 1638-1644.

41.Greenaway J, Gentry PA, Feige JJ, LaMarre J, Petrik JJ (2005) Thrombospondin and vascular endothelial growth fator are cyclically expressed in an inverse pattern during bovine ovarian follicle development. *Biol Reprod.* 72: 1071-1078.

42.Gui LM, Joyce IM (2004) RNA interference evidence that growth differentiation fator-9 mediates oocyte regulation of cumulus expansion in mice. *Biol Reprod.* 72: 195-199.

43.Haenisch A, Kolle S, Neumuller C, Sinowatz F, Braun J (2003) Morfologia dos complexos cumulus-oócito caninos em cadelas pré-púberes. *Anat Histol Embryol.* 32: 373-377.

44.Hanna C, Long C, Hinrichs K, Westhusin M, Kraemer D (2008) Assessment of canine oocyte viability after transportation and storage under different conditions. *Anim Reprod Sci.* 105: 451-456.

45.Hatoya S, Sugiyama Y, Torii R, Wijewardana V, Kumagai D, Sugiura K, Kida K, Kawate N, Tamada H, Sawada T, Inaba T (2006) Effect of co-culturing with embryonic fibroblasts on IVM, IVF and IVC of canine oocytes. *Theriogenology* 66:1083-1090.

46.Hatoya S, Sugiyama Y, Nishida H, Okuno T, Torii R, Sugiura K, Kida K, Kawate N, Tamada H, Inaba T (2009) Canine oocyte maturation in culture: Significance of estrogen and EGF recetor gene expression in cumulus cells. *Theriogenology* 71: 560-567.

47.Hayashi M, McGee EA, Min G, Klein C, Rose UM, Duin M, Hsueh AJW (1999) O fator 9 de diferenciação do crescimento recombinante (GDF-9) melhora o crescimento e a diferenciação dos folículos ováricos iniciais em cultura. *Endocrinology* 140: 1236-1244.

48.Hewitt DA, England GC (1997) Effect of preovulatory endocrine events on maturatin of oocytes of domestic bitches. *J Reprod Fertil Suppl.* 51: 83-91.

49.Hewitt DA, England GC (1998) The effect of oocyte size and bitch age upon oocyte nuclear maturation in vitro. *Theriogenology* 49: 957-960.

50.Hewitt DA, Watson PF, England GC (1998) Nuclear staining and culture requirements for in vitro maturation of domestic bitch oocytes. *Theriogenology* 49: 1083-1101.

51.Hewitt DA, England GC (1999) Synthetic oviductal fluid and oviductal cell coculture for canine oocyte maturation in vitro. *Anim Reprod Sci.* 55: 63-75.

52.Holst PA, Phemister RD (1971) O desenvolvimento pré-natal do cão: Eventos pré-implantação. *Biol Reprod.* 5: 194-206.

53.Hosoe MKK, Ushizawa K, Hayashi KG, Takahashi T (2011) Quantitative analysis of bone morphogenetic protein 15 (BMP15) and growth differentiation fator 9 (GDF9) gene expression in calf and adult bovine ovaries. *Reprod Biol Endocrinol.* 15: 33-39.

54.Hreinsson JG, Scott JE, Rasmussen C, Swahn ML, Hsueh AJW, Hovatta O (2002) Growth differentiation fator-9 promotes the growth, development, and survival of human ovarian follicles in organ culture. *J Clin Endocrinol Metab.* 87: 316-321.

55. Iijima K, Jiang JY, Shimizu T, Sasada H, Sato E (2005) Aceleração do desenvolvimento folicular através da administração do fator de crescimento endotelial vascular em ratas ciclando. *Reprod Dev.* 51: 161-168.

56. Ishijima T, Kobayashi Y, Lee DS, Ueta YY, Matsui M, Lee JY (2006) Cryopreservation of canine ovaries by vetrification. *J Reprod Dev.* 52: 293-299.

57. Isobe N, Terada T (2001) Effect of the fator inhibiting germinal vesicle breakdown on the disruption of gap junctions and cumulus expansion of pig cumulus-oocyte complexes cultured in vitro. *Reprodução* 121: 249-257.

58. Jaatinen R, Laitinen MP, Vuojolainen K, Aaltonen J, Louhio H, Heikinheimo K, Lehtonen E, Ritvos O (1999) Localization of growth differentiation fator-9 (GDF-9) mRNA and protein in rat ovaries and cDNA cloning of rat GDF-9 and its novel homolog GDF-9B. *Mol Cell Endocrinol.* 156: 189-1893.

59. Juengel JL, Bodensteiner KJ, Heath DA, Hudson NL, Moeller CL, Smith P, Galloway SM, Davis GH, Sawyer HR, McNatty KP (2004) Physiology of GDF-9 and BMP-15 signalling molecules. *Anim Reprod Sci.* 83: 447-460.

60. Kaczmarek MM, Schams D, Ziecik AJ (2005) Role of vascular endothelial growth fator in ovarian physiology - an overview. *Biol Reprod.* 5: 111-136.

61. Kedem A, Fisch B, Garor R, Ben-Zaken A, Gizunterman T, Felz C, Ben-Haroush A, Kravarusic D, Abir R (2011) O fator de diferenciação do crescimento 9 (GDF9) e a proteína morfogenética óssea 15 activam ambos o desenvolvimento de folículos primordiais humanos in vitro, com efeitos aparentemente mais benéficos do GDF9. *Clin Endocrinol Metab.* 96: 1246-1254.

62. Khatir H, Anouassi A, Tibary A (2004) Production of dromedary (Camelus dromedarius) embryos by IVM and IVF and co-culture with oviductal or granulosa cells. *Theriogenology* 62: 1175-1185.

63. Kim MK, Fibrianto YH, Oh HJ, Jang G, Kim HJ, Lee KS, Kang SK, Lee BC, Hwang WS (2004) Effect of ß-mercaptoethanol or epidermal growth fator supplementation on in vitro maturation of canine oocyte collected from dogs with different stage of the estrus cycle. *J Vet Sci.* 5: 253-258.

64.Kim MK, Fibrianto YH, Oh HJ, Jang G, Kim HJ, Lee KS, Kang SK, Lee BC, Hwang WS (2005) Effects of estradiol-17ß and progesterone supplementation on in vitro nuclear maturation of canine oocytes. *Theriogenology* 63: 1342-1353.

65.Kirkness EF, Bafna V, Halpern AL, Levy S, Remington K, Rusch DB, Delcher AL, Pop M, Wang W, Fraser CM, Venter JC (2003) The dog genome: survey sequencing and comparative analysis. *Science* 301: 1898-1903.

66.Kitiyanant Y, Thonabulsombat C, Tocharus C, Sanitwong B, Pavasuthipaisit K (1989) Co-cultura de embriões de bovinos a partir de oócitos amadurecidos e fertilizados in vitro até ao estádio de blastocisto com tecido oviductal. *JSci Soc. Thailand* 15: 215-220.

67.Kitiyanant Y, Saikhun J, Pavasuthipaisit K (2003) Somatic cell nuclear transfer in domestic cat oocytes treated with IGF-I for in vitro maturation. *Theriogenology* 59: 1775-1786.

68.Knight PG, Glister C (2003) Local roles of TGF-[beta] superfamily members in the control of ovarian follicle development. *Anim Reprod Sci.* 78: 165-183.

69.Lee BC, Kim MK, Jang G, Oh HJ, Yuda F, Kim HJ, Shamin MH, Kim JJ, Kang SK, Schatten G, Hwang WS (2007) Dogs cloned from adult somatic cells. *Nature* 436: 641.

70.Lee GS, Kim HS, Hwang WS, Hyun SH (2008) Caracterização do fator-9 de diferenciação do crescimento porcino e sua expressão na maturação dos oócitos. *Mol Reprod Dev.* 75:707-714.

71.Lee WS, Otsuka F, Moore RK, Shimasaki S (2001) Effect of bone morphogenetic protein-7 on folliculogenesis and ovulation in the rat. *Biol Reprod.* 65: 994-999.

72.Lin SY, Morrison JR, Phillips DJ, Kretser DM (2003) Regulation of ovarian function by the TGF-beta superfamily and follistatin. *Reproduction* 126: 133-148.

73.Lonergan P, Carolan C, Van Langendonckt A, Donnay I, Khatir H, Mermillod P (1996) Role of epidermal growth fator in bovine oocyte maturation and preimantation embryo development in vitro. *Biol Reprod.* 54: 1420-1429.

74.Luvoni GC, Modina S, Gandolfi F (2001) Influence of different stages of the oestrous cycle on cumulus-oocyte communications in canine oocytes: effects on the efficiency of in vitro maturation. *J Reprod Fertil*

Suppl. 57: 410-414.

75.Luvoni GC, Chigioni S, Allievi E, Macis D (2005) Factores envolvidos na maturação in vivo e in vitro de oócitos caninos. *Theriogenology* 63: 41-59.

76.Luvoni GC, Chigioni S (2006) Estratégias de cultura para a maturação de oócitos de carnívoros. *Theriogenology* 66: 1471-1475.

77.Luvoni GC, Chigioni S, Beccaglia M (2006) Produção de embriões em cães: da fertilização in vitro à clonagem. *Reprod Domest Anim.* 41: 286-290.

78.Maeda J, Kotsuji F, Negami A, Kimtani N, Tominaga T (1996) Desenvolvimento in vitro de embriões bovinos em meios condicionados de células da granulosa bovina e células Vero cultivadas em meio de fluido tubário humano quimicamente definido, isento de proteínas exógenas e aminoácidos. *Biol Reprod.* 54: 930-936.

79.Magnusson V, Feitosa WB, Goissis MD, Yamada C, Tavares LM, D'Avila Assumpçao ME, Visintin JA (2008) Vitrificação de oócitos bovinos: efeito das concentrações de etilenoglicol e estágios meióticos. *Anim Reprod Sci.* 106: 265-273.

80.Mahi CA, Yanagimachi R (1976) Maturação e penetração espermática de oócitos ovarianos caninos in vitro. *J Exp Zool.* 189-196.

81.Martins LR, Ponchirolli CB, Beier SL, Landim-Alvarenga FC, Lopes MD (2006) Análise da maturação nuclear em oócitos maturados in vitro de cadelas em estro e anestro. *Anim Reprod Sci.* 3: 49-54.

82.McDougall K, Hay HA, Goodrowe KL, Gartley CL, King WA (1997) Changes in the number of follicles and of oocytes in ovaries of prepubertal, peripubertal and mature bitches, *J Reprod Fertil.* 51: 25-31.

83.McGee E, Spears N, Minami S, Hsu SY, Chun SY, Billig H, Hsueh AJW (1997) Preantral ovarian follicles in serum-free culture: suppression of apoptosis after activation of the cyclic guanosine 3',5'-monophosphate pathway and stimulation of growth and differentiation by follicle-stimulating hormone. *Endocrinology* 138: 2417-2424.

84.Mery L, Lefevre A, Benchaib M, Demirci B, Salle B, Guerin JF, Lornage J (2007) Follicular growth in vitro: detection of growth differentiation fator 9 (GDF9) and bone morphogenetic protein 15 (BMP15) during in vitro culture of ovine cortical slices. *Mol Reprod Dev.* 74: 767-774.

85.Mingoti GZ, Garcia JM, Rosa-e-Silva AA (2002) Steroidogenesis in cumulus cells of bovine cumulus-oocyte-complexes matured in vitro with BSA and different concentrations of steroids. *Anim Reprod Sci.* 69: 175-186.

86.Mito T, Yoshioka K, Nagano M, Suzuki C, Yamashit S, Hoshi H (2009) O fator de crescimento transformador A num meio definido durante a maturação in vitro de oócitos porcinos melhora a sua competência de desenvolvimento e a sua ultra-estrutura intracelular. *Theriogenology* 72: 841-850.

87.Mochizuki H, Fukui Y, Ono H (1991) Effect of the number of granulosa cells added to culture medium for in vitro maturation, fertilization and development of bovine oocytes. *Theriogenology* 36: 973-986.

88.Mori TA, Shimizu H (2000) Roles of gap junctional communication of cumulus cells in cytoplasmic maturation of porcine oocytes cultured in vitro. *Biol Reprod.* 62: 913-919.

89.Motta PM, Naguro SM, Correr S (1994) Associação de células do folículo oocitário durante o desenvolvimento do folículo ovariano humano. Um estudo por microscopia eletrónica de varrimento e transmissão de alta resolução. *Arch Histol Cytol.* 57: 369-394.

90.Nagano M, Uchikura K, Takahashi Y, Hishinuma M (2008) Effect of duration of in vitro maturation on nuclear maturation and fertilizability of feline oocytes. *Theriogenology* 69: 231-236.

91.Neufeld G, Cohen T, Gengrinovitch S, Poltorak Z (1999) Vascular endothelial growth fator (VEGF) and its receptors. J *FASEB* 13: 9-22.

92.Newton H, Fisher J, Arnold JR, Pegg DE, Faddy MJ, Gosden RG (1998) Permeação de tecido ovárico humano com agentes crioprotectores em preparação para a criopreservação. *Hum Reprod.* 13: 376-380.

93.Nickson DA, Boyd JS, Eckersall PD, Ferguson JM, Harvey MJ, Renton JP (1993) Molecular biological methods for monitoring oocyte maturation and in vitro fertilization in bitches. *J Reprod Fertil Suppl.* 47: 231-240.

94.Nilsson EE, Kezele P, Skinner MK (2002) Leukemia inhibitory fator (LIF) promotes the primordial to primary follicle transition in rat ovaries. *Mol Cell Endocrinol.* 188: 65-73.

95.Nilsson EE, Skinner MK (2002) Growth Differentiation Fator-9 stimulates progression of early primary but not primordial rat ovarian follicle development. *Biol Reprod.* 67: 1018-1024.

96.Noriko Y, Lane KC, Jan MM, Jerome FS (2002) Growth differentiation fator-9 inhibits 3'5'-adenosine monophosphate-stimulated steroidogenesis in human granulosa and theca cells. *Clin Endocrinol Metab.* 87: 2849-2854.

97.Ocampo MB, Ocampo LC, Ryu IS, Mori T, Ueda J, Kanagawa H (1993) Effect of culture time, ovarian activity, cumulus cells and sera on the nuclear and cytoplasmic maturation of pig oocytes in vitro. *Anim Reprod Sci.* 34: 135-146.

98.Oron G, Fisch B, Ao A, Zhang XY, Farhi J, Ben-Haroush A, Kesseler-Icekson G, Abir R (2010) Expression of growth-differentiating fator 9 and its type 1 recetor in human ovaries. *Reprod Biomed. Online* 21: 109-117.

99.Ostrander WA, Kruglyak L (2000) Unleashing the canine genome. *Genome Res.* 10:1271-1274.

100. Otoi T, Fujii M, Tanaka A, Ooka A, Suzuki T (1999) Effect of serum on the in vitro maturation of canine oocytes. *Reprod Fertil Dev.* 11: 387-390.

101. Otoi T, Fujii M, Tanaka M, Ooka A, Suzuki T (2000) Canine oocyte diameter in relation to meitic competence and sperm penetration. *Theriogenology* 54: 535-542.

102. Otoi T, Willingham L, Shin T, Kraemer DC, Westhusin M (2002) Effects of oocyte culture density on meitic competence of canine oocytes. *Reproduction* 124: 775-81.

103. Otoi T, Shin T, Kraemer DC (2004) Influência do período de maturação da cultura no desenvolvimento de oócitos caninos após maturação e fertilização in vitro. *Reprod Nutrit Dev.* 44: 631-637.

104. Otsuka F, Yao Z, Lee T, Yamamoto S, Erickson GF, Shimasaki S (2000) Bone morphogenetic protein-15. *J Biol Chem.* 275: 39523-39528.

105. Patterson DF (2000) Companion animal medicine in the age of medical genetics (Medicina de animais de companhia na era da genética médica). *J Vet Intern Med.* 14: 1-9.

106. Prochazka SV, Nagyova E, Miyano T, Flechon JE (2000) Developmental regulation of effect of epidermal growth fator on porcine oocyte-cumulus cell complexes: nuclear maturation, expansion, and F-actin remodeling. *Mol Reprod Dev.* 56: 63-73.

107. Purohit GN, Brady MS, Sharma SS (2005) Influence of epidermal growth fator and insulin-like growth

fator 1 on nuclear maturation and fertilization of buffalo cumulus oocyte complexes in serum free media and their subsequent development in vitro. *Anim Reprod Sci.* 87: 229-239.

108. Quero JM, Moreno MM, Córdoba VM, Franganillo RA (1994) The influence of different types of media supplement on the meitic maturation of bovine oocytes in vitro. *Theriogenology* 41: 405-411.

109. Quintana R, Kopcow L, Sueldo C, Marconi G, Rueda NG, Baranao RI (2004) A injeção direta do fator de crescimento endotelial vascular no ovário de ratinhos promove o desenvolvimento folicular. *Fertil Steril Suppl.* 3:1101-1105.

110. Rao BS, Naidu KS, Amarnath D, Vagdevi R, Rao AS, Brahmaiah KV, Rao VH (2002) In vitro maturation of sheep oocytes in different media during breeding and non-breeding seasons. *Smal Rum Res.* 43: 31-36.

111. Renton JP, Boyd JS, Eckersall PD, Ferguson JM, Harvey MJA, Mullaney J, Perry B (1991) Ovulation, fertilization and early embryonic development in the bitch (Canis familiaris). J *Reprod Fertil.* 93: 221-231.

112. Roberts RD, Ellis RC (1999) Mitogenic effects of fibroblast growth factors on chicken granulosa and theca cells in vitro. *Biol Reprod.* 61: 1387-1392.

113. Rodrigues BA, Dos Santos LC, Rodrigues, JL (2004) Desenvolvimento embrionário de oócitos de cão maturados in vitro e fertilizados in vitro. *Mol Reprod Dev.* 67: 215-223.

114. Rodrigues BA, Rodrigues JL (2006) Respostas dos oócitos caninos à maturação in vitro e resultados da fertilização in vitro. *Theriogenology* 66: 1667-1672.

115. Rota A, Cabianca G (2004) Taxas de maturação in vitro de oócitos caninos de cadelas em anestro em meios simples. *Reprod Nutr Dev.* 44: 105-109.

116. Roy SK (1993) Transforming growth fator-0 potentiation of follicle stimulating hormone induced deoxyribonucleic acid synthesis in hamster preantral follicles is mediated by a latent induction of epidermal growth fator. *Biol Reprod.* 48: 558-563.

117. Sadeu JC, Adriaenssens T, Smitz J (2008) Expression of growth differentiation fator 9, bone morphogenetic protein 15, and anti-Müllerian hormone in culture mouse primary follicles. *Reproduction* 136: 195-203.

118. Saikhun J, Sriussadaporn S, Thongtip N, Pinyopummin A, Kitiyanant Y (2008) Maturação nuclear e desenvolvimento de embriões caninos de MIV/FIV em fluido oviductal sintético ou em co-cultura com células hepáticas de ratos búfalos. *Theriogenology* 69: 1104-1110.

119. Saint-Dizier M, Renard JP, Chastant-Maillard S (2001) Indução da maturação final por penetração de esperma em oócitos caninos. *Reprodução* 121: 97-105.

120. Sakaguchi M, Dominko T, Leibfried Rutledge ML, Nagai T, First NL (2000) A combination of EGF and IGF-1 accelerates the progression of meiose in bovine follicular oocytes in vitro and fetal calf serum neutralizes the acceleration effect. *Theriogenology* 54: 1327-1342.

121. Sakaguchi M, Dominko T, Yamauchi N, Leibfried RML, Nagai T, First NL (2002) Possible mechanism for acceleration of meitic progression of bovine follicular oocytes by growth factors in vitro. *Reproduction* 123: 135-142.

122. Schotanus K, Hage WJ, Vanderstichele H, Van Den Hurk R (1997) Effects of conditioned media from murine granulosa cell lines on the growth of isolated bovine preantral follicles. *Theriogenology* 48: 471-483.

123. Schramm BD, Bavister RD (1995) Effects of granulosa cells and gonadotrophins on meitic and developmental competence of oocytes in vitro in non-stimulated rhesus monkeys. *Hum Reprod.* 10: 887-895.

124. Schroeder AC, Eppig JJ (1984) A capacidade de desenvolvimento de oócitos de ratinho que amadureceram espontaneamente é normal. *Dev Biol.* 102: 493-497.

125. Shimizu T, Jiang JY, lijima K, Miyabayashi K, Ogawa Y, Sasada H, Sato E (2003) Indução do desenvolvimento folicular por injeção única direta de fragmentos do gene do fator de crescimento endotelial vascular no ovário de marrãs em miniatura. *Biol Reprod.* 69: 1388-1393.

126. Silva JRV, Van den Hurk R, Van Tol HTA, Roelen BAJ, Figueiredo JR (2005) Expressão do fator de diferenciação do crescimento 9 (GDF-9), da proteína morfogenética óssea 15 (BMP15) e dos receptores BMP nos ovários de cabras. *Mol Reprod Dev.* 70: 11-19.

127. Sirard MA (2001) Resumption of meiose: mechanism involved in meitic progression and its relation with developmental competence. *Theriogenology* 55: 1241-1254.

128. Songsasen N, Yu I, Gomez M, Leibo SP (2003) Effects of meiisis-inhibiting agents and equine chorionic

gonadotropin on nuclear maturation of canine oocytes. *Mol Reprod Dev.* 65: 435-445.

129. Songsasen N, Wildt DE (2007) Biologia do oócito e desafios no desenvolvimento de sistemas de maturação in vitro no cão doméstico. *Anim Reprod Sci.* 98: 2-22.

130. Songsasen N, Fickes A, Pukazhenthi BS, Wildt DE (2009) Morfologia folicular, diâmetro do oócito e localização dos factores de crescimento dos fibroblastos no ovário do cão doméstico. *Reprod Dom Anim.* 44: 65-70.

131. Song HJ, Kang EJ, Kim MJ, Ock SA, Jeon BG, Lee SL, Rho GJ (2010) Influência da ativação partenogenética na maturação nuclear de oócitos caninos. *J Vet Med Sci.* 72: 887-892.

132. Soom AV, Tanghe S, Pauw ID, Maes D, Kruif AD (2002) Function of the cumulus oophorus before and during mammalian fertilization. *Reprod Domest Anim.* 37: 144-151.

133. Staigmiller RB, Moor RM (1984) Effect of follicle cells on the maturation and developmental competence of ovine oocytes matured outside the follicle. *Gamete Res.* 9: 221-229.

134. Sun R, Lei L, Cheng L, Jin Z, Zu S, Shan Z, Wang Z, Zhang J, Liu Z (2010) Expressão de GDF-9, BMP-15 e respectivos receptores em folículos ováricos de mamíferos. *J Mol Hist.* 41: 325-332.

135. Suttner R, Zakhartchenko V, Stojkovic P, Mtiller S, Alberio R, Medjugorac I, Brem G, Wolf E, Stojkovic M (2000) Intracytoplasmic sperm injection in bovine: effects of oocyte activation, sperm prereatment and injection technique. *Theriogenology* 54: 935-948.

136. Suzukamo C, Hoshina M, Moriya H, Hshiyama N, Nakamura S, kawai F, Sato H, Ariga M, Ito J, Kashiwazaki N (2009) Cinética do estado nuclear e actividades de cinase durante a maturação in vitro de oócitos caninos. *Reprod Dev.* 55: 116-120

137. Teixeira FL, Baracat EC, Lee TH, Suh CS, Matsui M, Chang RJ, Shimasaki S, Erickson GF (2002) Aberrant expression of growth differentiation fator-9 in oocytes of women with polycystic ovary syndrome. *J Clin Endocrinol Metab.* 87: 1337-1344.

138. Telfer E, Gosden RG (1987) A quantitative cytological study of polyovular follicles in mammalian ovaries with particular reference to the domestic bitch *(Canis familiaris). J Reprod Fertil.* 81: 137-147.

139. Teotia A, Sharma GT, Majumdar AC (2001) Fertilization and development of caprine oocytes matured

over granulosa cell monolayers. *Smal Rum Res.* 40: 165-177.

140. Tirelli M, Basini G, Grasselli F, Bianco F, Tamanini C (2005) Cryopreservation of pig granulosa cells: effects of FSH addition to freezing medium. *Dom Anim Endocrinol.* 28: 17-33.

141. Tsafriri WV, Hsueh AJW (1989) Effects of transforming growth factors and inhibin-related proteins on rat preovulatory graafian follicles in vitro. *Endocrinology* 125: 1857-1862.

142. Tsutsui T (1989) Gamete physiology and timing of ovulation and fertilization in the dogs. *J Reprod Fertil Suppl.* 39: 269-275.

143. Tsutsui T, Shimada K, Nishi M, Kubo N, Murao I, Shimizu T, Ogasa A (1989) An experimental trial on embryo transfer in the dog. *J J Vet Sci.* 51: 797-800.

144. Van Wezel IL, Tiley WD, Rodgers RJ (1995) Immunohistochemical localization of bFGF in bovine ovarian follicles. *Mol Cell Endocrinol.* 115: 133-140.

145. Vannucchi CI, de Oliveira CM, Marques MG, Assumpçâo ME, Visintin JA (2006) Maturação nuclear in vitro de oócitos caninos em co-cultura de células oviductais homólogas com meios suplementados com hormonas. *Theriogenology* 66: 1677-1682.

146. Vitt UA, McGee EA, Hayashi M, Hsueh AJW (2000) In vivo treatment with GDF-9 stimulates primordial and primary follicle progression and theca cell marker CYP17 in ovaries of immature rats. *Endocrinology* 141: 3814-3820.

147. Wandji SA, Eppig JJ, Fortune JE (1994) FSH and growth factors affect the growth and endocrine function in vitro of granulosa cells of bovine preantral follicles. *Theriogenology* 45: 817-832.

148. Wang C, Roy SK (2006) Expression of growth differentiation fator 9 in the oocytes is essential for the development of primordial follicles in the hamster ovary. *Endocrinology* 147: 1725-1734.

149. Whitingham DG (1974) Embryos banks in the future of developmental genetics. *Genetics* 78: 395-402.

150. Wildt DE, Chakraborty PK, Panko WB, Seager SWJ (1978) Relationship of reproductive behavior, serum luteinizing hormone and time of ovulation in the bitch, *Biol Reprod.* 18: 561-570.

151. Wildt DE, Panko WP, Chakraborty P, Seager SWJ (1979) Relationship of serum estrone, estradiol-17ß and progesterone to LH, sexual behavior and time of ovulation in the bitch. *Biol Reprod.* 20: 648-658

152. Willingham-Rocky LA, Hinrichs K, Westhusin ME, Kraemer DC (2003) Effects of stage of oestrous cycle and progesterone supplementations during culture on maturation of canine oocytes in vitro. *Reproduction* 126: 501-508.

153. Wilson MS (2001) Transcervical insemination techniques in the bitch (Técnicas de inseminação transcervical na cadela). *Vet Clin North Am Smal Anim Pract* 31: 291-304.

154. Xuemei W, Martin MM (2002) GDF-9 e BMP-15: Organizadores de oócitos. *Endocrinol Metab Disord.* 3: 27-32.

155. Yamada S, Shimizu Y, Kawaji H, Nakazawa M, Naito K, Toyoda Y (1992) Maturação, fertilização e desenvolvimento de oócitos de cão in vitro. *Biol Reprod.* 46: 853-858.

156. Yamada S, Kawano Y, Nakazawa M, Naito K, Toyoda Y (1993) Maturação e fertilização in vitro de oócitos pré-ovulatórios de cadela. *J Reprod Fertil Suppl.* 47: 227-229.

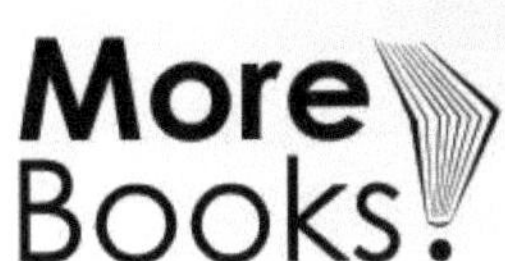

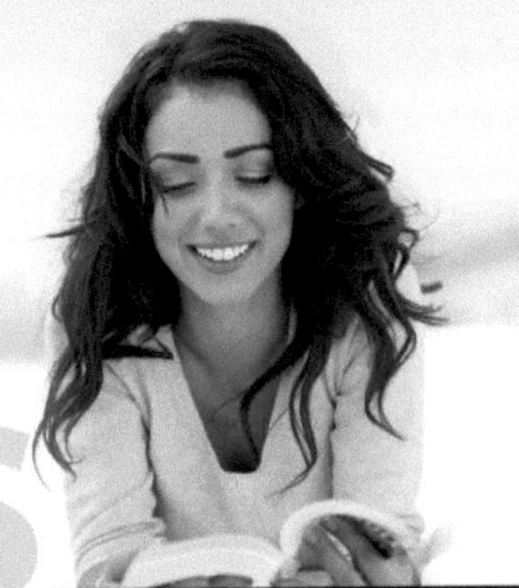

yes

I want morebooks!

Buy your books fast and straightforward online - at one of world's fastest growing online book stores! Environmentally sound due to Print-on-Demand technologies.

Buy your books online at
www.morebooks.shop

Compre os seus livros mais rápido e diretamente na internet, em uma das livrarias on-line com o maior crescimento no mundo! Produção que protege o meio ambiente através das tecnologias de impressão sob demanda.

Compre os seus livros on-line em
www.morebooks.shop

info@omniscriptum.com
www.omniscriptum.com

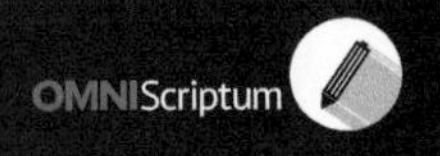

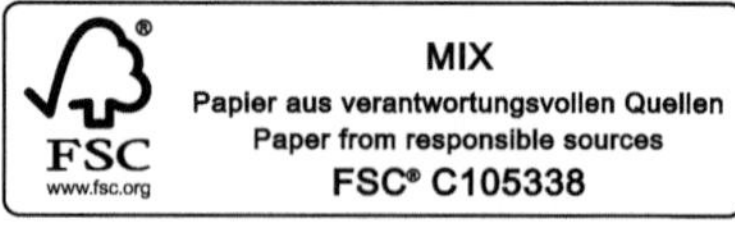

Printed by Books on Demand GmbH, Norderstedt / Germany